思うままに夢がかなう

超瞑想法

苫米地英人

PHP文庫

思うままに夢がかなう

超瞑想法

苫米地英人

PHP文庫

○本表紙図柄＝ロゼッタ・ストーン（大英博物館蔵）
○本表紙デザイン＋紋章＝上田晃郷

はじめに

あなたは目の前の世界が本当に「存在している」と思いますか？

想像してください。

あなたは今、通勤の途中です。いつもどおり、最寄り駅のホームで電車を待っています。

ホームには、同じように電車を待つ人たちがいて、壁にはさまざまな駅看板が掲示されています。向こう側のホームにも人があふれています。ホームとホームの間には、これから電車が入ってくる線路が見えます。

目の前には、見慣れた日常の世界が存在しています。

では、くるっとうしろを向いてください。もしくは目を閉じてもいいです。すると、ホームで電車を待つ大勢の人々も、駅の看板も、線路も、見えなくなるはずです。

ここで質問です。

見えなくなったあとも、あなたが見ていた風景が本当にそこに「ある」と断言できますか？　あなたがうしろを向いた瞬間、目を閉じた瞬間に、誰かがテレビのスイッチを切るように、あなたが見ていた風景が消えている……そうではないと自信をもって言えますか？

別のシーンを想像してください。

あなたは飼い犬のシロと散歩中です。近所の公園でボール投げをしてシロと遊んでいます。久しぶりにあなたと遊べて、シロはとってもうれしそう。しっぽを千切れんばかりに振りながら、あなたが投げたボールを追って、公園内を駆け回っています。

では、目を閉じてください。世界は真っ暗になり、何も見えなくなります。しばらくしたら、目を開けてください。きっと目の前には見慣れた公園の景色が広がっているはずだし、シロはボールを口にくわえて、あなたのところに戻ってこようとしているはずです。

ふたたび、質問です。

あなたに向かって走ってくる犬は、本当にあなたの飼い犬のシロですか？　目の前の犬は、もしかしたらシロのフリをした別の犬かもしれません。どうして目の前の犬がシロだとわかるのですか？　もっと言えば、そもそもシロが本当に存在しているかどうか、あなたは証明することができますか？

……どちらの例でも、きっとほとんどの人が、

「目の前の世界は存在しているに決まっている」

「証明なんて簡単だ。写真や動画を撮ることだってできるし、誰かに証言してもらうことだってできる」

「音や匂いがあるし、手触《ざわ》りだってある。見慣れたホームの風景やシロが存在していないなんてことはありえない」

などと考えるのではないでしょうか。

ところが、この世界には「絶対にある」といえるものは何もないのです。あなたが毎日通う会社、履《は》いている靴《くつ》や着ている服、住んでいる家、流行中の歌、異国で起きている戦争……すべてのものが「絶対にある」とはいえません。もちろん「あなた自身」もです。

そうです。この世界には、ただの一つも「ある」と断言できるものは存在しないのです。

こんなことを言うと、多くの人が不安を感じるかもしれません。

私が生きているこの世界は何？
全部ニセモノなの？　家族も恋人もマボロシなの？
私は一体何のために生きてるの？
生きていようが死んでいようが同じことじゃない……。

しかし、ここで絶望するのは早計です。
なぜなら、この世界には「絶対にある」といえるものがない一方で、「絶対にない」といえるものもないからです。先の例でいえば、見慣れたホームの風景は「あるともいえるし、ないともいえる」、犬のシロは「いるともいえるし、いないともいえる」。

つまり、**世界のすべてもあなた自身の存在も、あるともいえるし、ないともいえるのです！**

本書を読むにあたって、まず知っておいていただきたいことは、この考え方です。この世界は、「あるともいえるし、ないともいえる」。ピンとこない人がほとんどだと思いますが、詳しくは本書のなかで解説をしているので、最後まで読んでいただければ、私の言っていることが「体感」として理解できるはずです。

この世界はすべて情報でできている

この「はじめに」では、本書の核となる大切なことを、もう一つお伝えしたいと思います。

それは、**「この世界はすべて情報でできている」**ということです。

たとえば、目の前にリンゴがあるとしましょう。

あなたはそのリンゴを目で見たり、手で触ったり、匂いを嗅《か》いだり、味わったりして、実感することができます。

さて、ここでよく考えてみてください。

「リンゴの存在そのもの」や「リンゴが存在しているという実感」は、絶対不変の前提条件でしょうか？……違いますよね。あなたは、視覚や触覚、嗅覚や味覚など五感を通じてキャッチした「情報」を、脳内で処理することによって、リンゴの存在を実感しているのです。

同じことが、この世のすべてに当てはまります。

ホームの人々、駅の看板、線路を走る電車、近所の公園、犬のシロ……この世の森羅万象は、絶対的に存在しているわけではありません。あなたの五感が何らかの「情報」をキャッチして、その「情報」を脳が処理することによって、この世のものは、この世に存在しているかのように認識されているのです。

だから、事物の存在自体が（客観的に）証明されたわけではありません。あくまであなたが「認識している」だけです。「情報」によって、あなたは世界を「ある」と信じている、ということです。

つまり、

「万物は脳がとらえた情報に過ぎない。その情報はあるともいえるし、ないともいえる」

ということができるのです。

「瞑想」こそ、この不確実な世界に無限の可能性を拓く唯一の方法である

この世は、何と曖昧《あいまい》で頼りない世界なのでしょう……。

いいえ、だからこそ、私たちには無限の可能性が開かれているのです。私たちは、この世界を自分の自由な意思で、存分に書き換えることができます。

なぜなら、この世界は「あるともいえるし、ないともいえる情報の世界」なのですから。

本書は、自分の脳を使ってこの世界を自在に書き換える本です。自分自身を解放するだけでなく、宇宙を思いのままにするための方法を解き明か

したいと思います。

そのための道具が「瞑想《めいそう》」であり、キーワードは「情報場」です。

「瞑想」も「情報場」も非常に難解で一筋縄ではいかない概念です。ただ、難解なことを難解に解説してもしようがないので、本書ではできるだけ平易な表現を心がけました。また、瞑想初心者であるみなさんが、すぐにでも瞑想に取り組めるよう、実践的なワークを中心に構成しています。

それぞれの瞑想法の目的や効果について解説をしていますが、あまり解説にとらわれず、ワークを実践するようにしてください。

大切なことは、解説に書かれている言葉を理解することではなく、瞑想をすることです。情報空間に強い臨場感をもち、世界や自分を自由自在にコントロールするための方法を〝体感的〟に身につけていただくことです。

実は、これまで一冊丸ごと瞑想について書くことをためらっていました。内容があまりに強力になってしまうからです。正しく理解せずに用いると、さまざまな弊害《へいがい》を生む可能性があるからです。

しかし私は今、世界を書き換える方法を開示する時期が到来したと考えています。人類はそろそろ次の進化のステージへと進むべきではないかと。

本書を読み終えたとき、あなたは自在に「情報場」にアクセスして操作するパワー、「超瞑想力」を備えていることでしょう。

それはすなわち、人類の進化の道に新たな一歩を踏み出したことに他なりません。

それでは、最強の思考技術の世界をどうぞお楽しみください。

超瞑想法　目次

第1章 情報場と物理場

――超瞑想へのステップ1「正しく見る」

第2章 私たちはナートマン
――超瞑想へのステップ2「自由自在に見る」

序章

超瞑想とは何か

超瞑想のベースは「空の思想」

――物理空間と情報空間の関係

あなたが暮らすこの世界や、あなた自身を、自由自在に書き換える方法が「超瞑想」です。

超瞑想は、仏教で伝えられてきた「空《くう》」の瞑想法がベースになっています。超瞑想について語る前に、「空」について考えてみましょう。

空は釈迦《しゃか》が説いた思想です。釈迦は、ちょうど二六〇〇年前に菩提樹の下で、**この世界が空であること**を悟り、その教えを広めました。

空というと、多くの人は「空っぽ」をイメージするかもしれません。でも、実際はその逆です。

空とは、この世界のすべての事象を包み込んだ概念です。**空は、ありとあらゆるものが詰まっている状態。しかも、そのありとあらゆるものが、ダイナミックに、つねに変化しながら存在している状態をいいます。**

空について説いている般若心経《はんにゃしんぎょう》に「不生不滅」「不増不滅」という言葉が出てきます。これは、「生まれるとか滅びるとか、増えるとか減るとか、そういうことはこの世には一切ない」という意味です。

今この瞬間に、あらゆるものが存在しているのです。

「あらゆるもの」には「無」さえも含まれています。

つまり、「有」や「無」を超え、「有」も「無」もみな包み込んでいるのが空なのです。

いうなれば、**空は「超存在」であり、「超有」「超無」の世界**なのです。

しかも、空に包まれているこの世界のすべては、**互いに何らかの関係性をもっています。**

この宇宙に存在するすべての事象で、独立して存在しているものは一つもないということです。これを「縁起《えんぎ》」といいます。

そして、**その縁起の中心にあるのが、私たち一人ひとりの心なのです。**

私たちは、誰もが自分を起点とする宇宙を一つずつもっている——。

空とはまさにそのことを言っているのです。

「すべてのものは空である」というと、人によっては「人生はどうせ空なのだから、何をやっても同じ」「生きていても死んでいても同じなら、生きることは虚しい」と考えて、虚無主義（ニヒリズム）に陥ってしまうかもしれません。でもそのような理解は間違っています。

正しく空が理解できれば、

「苦しいこと、嫌なことがあっても、すべては空だから、どのようにでもできる」

「自分自身も空なのだから、いつでも好きな自分になれる」

と考えられるようになります。

この世界のすべての存在をダイナミックかつ多次元的にとらえ、それらすべての関係の中心に自分の心があり、自分の心がすべての存在、すべての事象を生み出していると考えることが、「空」の真髄なのです。

空だからこそ、私たちはその気になれば自分や世界をどんなふうに

でも書き換えることができるのです。
そして、そのもっとも優れた方法が、「超瞑想」です。

この空の思想は、機能脳科学や量子論をはじめとした最先端の科学にも通じている、人類史上の偉大なる発見の一つです。

ただ、「どんなふうにでも書き換えることができる」といっても、物理法則を無視して何かを変えることはできません。

たとえば、今、この本を読んでいるあなたの目の前に、突然金の延べ棒を生じさせることはできません。なぜならば、何の因果関係もなく、突然ある物体がこの世界に現れることは、物理法則に反しているからです。もし物理法則を無視して物体をこの世界に現出させることができるという人がいたら、その人はとんでもない嘘つきか、幻を見ているかのどちらかでしょう。信じるに足りないオカルトです。

超瞑想とは、自分の心をコントロールして、自分や世界を形作っている関係性（ネットワーク）を変えることで、自分や世界のあり方を自由自在に変えてしまうことです。オカルトとはまったく次元の異なる、科学的ともいえる行為です。

ちなみに、日本で瞑想は、静かに座って思索を巡らせることくらいにしか理解されていません。そのような理解とは一線を画すため、本書では瞑想を「超瞑想」と名づけています。

超瞑想法で重要な三つのポイント
――「正しく見る」「自由自在に見る」「臨場感を維持する」

それでは、一体どうしたら「超瞑想」を身につけ、自分や世界を思いのままに変えることができるようになるのでしょうか。

超瞑想の前提となるものを、私はこれまでさまざまな著書で説いてきました。それは「抽象度」です。高い抽象度に立たなければ、超瞑想力は獲得できません。その上で重要になってくるのが「正しく見ること」「自由自在に見ること」「臨場感を維持すること」です。

さらに本書では、「獲得した超瞑想力をどう使えばいいのか」についても解説しています。

ここで、それぞれの章立てをお知らせしておきましょう。

第1章　抽象度を上げ、正しく見るトレーニング
第2章　自由自在に見るトレーニング
第3章　臨場感を維持するトレーニング
第4章　実際に超瞑想力をどう使えばいいのか

ちなみに、本書で教える超瞑想法は、一般的にイメージされる瞑想法とはまったく違います。だから、瞑想について書かれた一般向けの本にあるような、「正しい姿勢」や「一日何分ぐらいやればいいのか」などといった制約は一切ありません。

大切なことは一つだけ。リラックスして行うことです。

リラックスした状態で、二四時間、いつでもどこでも、どんなときでも、瞑想中であることが理想です。最初はリラックスしながら集中できる時間を自分で決め、毎日取り組んでみるといいでしょう。

それでは、超瞑想の実践へと進みましょう。

第1章

情報場と物理場

——超瞑想へのステップ1「正しく見る」

人間は自我にとらわれている

序章で世界が空であることを解説しましたが、現実問題として、ほとんどの人が空を理解することができず、超瞑想を実践することができません。

なぜかといえば、**スコトーマ**（「心理的盲点」の意）によって、自分自身のこと、自分と周りのものとの関係性、自分のいる世界や宇宙全体のあり方などを**「正しく見る（認識する）」**ことができていないからです。なぜ人間の脳にスコトーマがあるかは、これまで拙著で何度も解説をしているので、そちらを参照してください。正しく見ることができなければ、当然、コントロールすることもできません。

では、何によってスコトーマが生み出されているかといえば、「自分はこうだ」「世界はこうだ」という先入観や思い込みによってです。いうなればあなた自身の**「自我」**によってです。

人間の脳は「自分が重要だと思うもの」「認識したいと思うもの」しか認識しません。重要ではないと判断したことは意識から抜け落ちてしまいます。つまり、**あなたが見ている自分や世界は、「あなた（の脳）が見たいと思っている自分や世界」に過ぎず、正確ではないのです。**

過去の経験によって培われたフィルターを通して自分や世界を見ているため、実は眼前に限りなく広がっている可能性の地平を見ることができません。見ることができなければ、当然自分の無限の可能性を行使することもできないのです。

仏教に「無明《むみょう》」という言葉があります。無明とは、人間が根本的にもっている無知のことであり、すべての迷いや苦しみも無明から生まれるとされます。みなさんは、自我によるスコトーマのため、まさに無明の真っただ中にあるのです。

無明から抜け出し、無限の可能性を拓《ひら》くためには、どうすればいいのか。

方法は簡単です。自我によるスコトーマを徹底的にはずせばいいのです。

抽象度

スコトーマをはずすためには、抽象度を上げた高い視点から正しく見ることが必要です。

ここで、「抽象度」について説明しておきましょう。

私の本の読者にとってはおなじみの概念ですが、抽象度は「情報空間」における視点の高さのことを指します。

では、「情報空間」とは何か。

私たちが生きているこの世界は、「はじめに」で書いたように実は、情報の世界です。一人ひとりの脳や心に存在するさまざまな情報によって、この世界は形作られているからです。人間は自らが獲得した情報を、自らの脳で処理して、事物や現象や世界を認識します。つまり私たちにとってこの世界は、どこまでいっても情報だけで構築されている「情報空間」なのです。

そして、この情報でできた世界、情報空間の視点の高さを表す概念が「抽象度」です。

この情報空間は、私たちが五感でキャッチした情報によって支えられています。

見たり、聞いたり、嗅いだり、触ったり、味わったり——そうした体験を通じて獲得した情報を脳が処理することによって、認識が生まれているのです。この五感で体感できる世界のことを「物理空間」と呼びます。物理空間は、物理法則という秩序が働いている世界でもあります。

つまり、無限に広がる情報空間のなかで、一番下の抽象度に位置するの

物理空間は情報空間の一番下に位置する

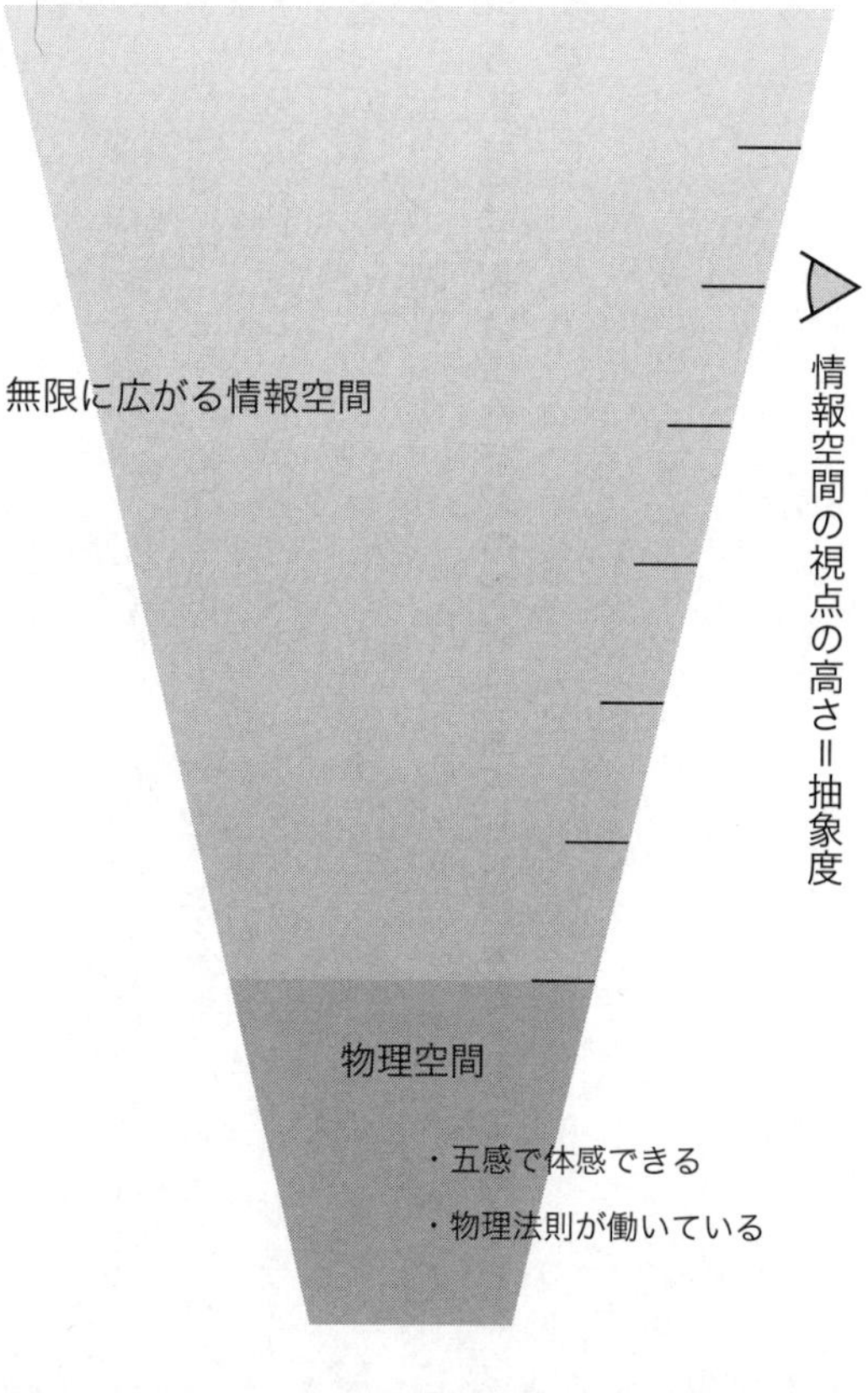

が物理空間です。

私たちは、抽象度が上がれば上がるほど（視点が高くなればなるほど）、スコトーマがはずれ、より広範な情報にアクセスできるようになり、いろいろなことを正しく見ることができるようになります。

これまでのあなたは、目に見える、手で触れられる物理空間だけを見ていました。しかし、超瞑想をすればスコトーマがはずれ、**自分や世界を形作っている抽象度の高い情報空間の関係性を正しく見ることができるようになります。**

情報が物理に影響を与える事例
――トラウマと癌細胞の相関関係

ここまで述べてきたように、超瞑想とは、つまり情報空間への働きかけです。超瞑想によって情報空間を変えれば、物理空間は変わります。**「超瞑想力で情報を変えると、現実が変わる」**のです。

情報空間が物理空間に影響を与えることをご理解いただくために、一つの事例をお話ししましょう。

私たちは、脳と心の働きやDNAに記録された情報によってコントロールされている極めて情報的な存在です。

つまり、生命現象という情報が、物理空間に顕在化しているのが身体だといっていいでしょう。

ですから、身体がさまざまな病気に冒されるとき、その原因は生命現象という情報の側にあります。生命現象という情報に何らかのバグが発生したため、その悪影響が身体に起こっているのです。

トラウマも、昔は単に「強いストレスを受けた記憶」程度に理解されていましたが、実際に脳に傷がついていることがわかってきています。人の心（つまり情報空間）に何らかの強いストレスが与えられると、脳神経の特定の部位（つまり物理空間）に損傷が発生するのです。その結果、肉体や精神のバランスを崩したりするのです。

最近の研究では、癌患者の脳の傷と身体にできる癌細胞の間にも相関関係があるという説が発表されています。つまり、患者が精神的なショックを受けた（情報空間にバグが発生した）結果、脳神経に傷ができ、その脳の部位と関係のある身体部位に癌が発生する、ということが論文で報告されているのです。

もちろん、その逆もあります。癌に苦しんでいる人が「癌は治った！」と強くイメージすることで、その人の情報空間が書き換えられ、結果、物理空間の現象である癌細胞がなくなることもありうるのです。

そもそも癌は、人間の身体を作っている情報のプログラミングミスであり、コンピュータでいえばバグができて無限ループができてしまったような状態です。癌（バグ）を治すには、癌（バグ）を一つ一つ退治するのではなく、情報（プログラミング）の側の問題を解消すればいいのです（ただ、物理空間には物理法則の因果関係もあるので、情報空間を書き換えただけでただちに治るとは限りません）。

また、原発事故で問題になっている内部被曝の問題も、放射性物質（特にα線種）が体内に入り細胞に付着することによって、長期的に放射線が当たり、ＤＮＡが損傷することによります。

ＤＮＡの塩基をつなぐエレクトロボルトを超える放射線でＤＮＡが損傷すると、生命のプログラミングにエラーが生まれます。最悪、この損傷は遺伝するリスクもあるのです。

なぜ情報を変えると、物理が変わるのか

——物理空間と情報空間の関係

そもそも、**なぜ情報空間を変えれば物理空間も変えることができるのでしょうか？**

情報空間と物理空間の関係を「正しく見る」ことからはじめましょう。復習になりますが、物理空間とは「実際に五感を通じて体験できる世界」「物理法則が働く世界」のことです。情報空間とは「私たちの脳や心に存在するさまざまな情報が作っている世界」のことです。情報空間と物理空間は連続的に存在していて、情報空間の一番低いところに物理空間があります。つまり、物理世界といえども「情報の一部」に過ぎないのです。

物理空間と情報空間の関係性において、これまでは物理空間のほうに情報がついていると考えられてきました。たとえば、リンゴであればそのリンゴに「赤い皮」「かぐわしい匂い」「手で持てる大きさ」などなどの情報がついていると考えられてきたのです。

しかし、実際は逆です。

物理空間に情報が付加されているのではなく、情報空間にある「特定の情報場」の写像として、物理空間に物理的実体が存在しているのです。

つまり、私たちが現実に「ある」と思っているものはすべて「情報場の写像」に過ぎません。

物理空間に情報が付加されているのではなく、
情報空間にある「特定の情報場」の写像として、
物理空間に物理的実体が存在する。

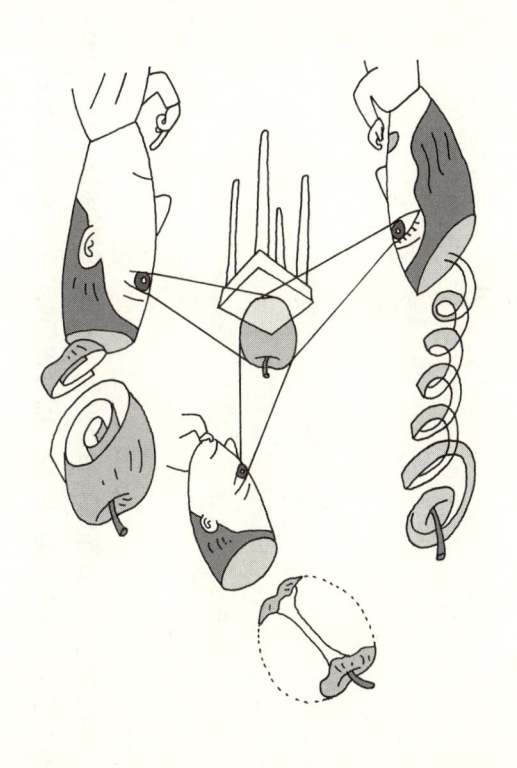

ちなみに「情報場」とは、情報空間における特定の座標を指す言葉です。情報空間には、人間の認識の数だけ、つまり無数に「情報場」が存在しているのです。

たとえば、

人間に関する情報が集まっている場が「人間の情報場」
犬に関する情報が集まっている場が「犬の情報場」
東京駅に関する情報が集まっている場が「東京駅の情報場」

となります。

まず先に情報空間の因果関係があります。その因果関係によって生まれた特定の情報場が、その写像として、低い抽象度である物理空間に現れるのです。

先ほどの例でいえば、「人間の情報場」「犬の情報場」「東京駅の情報場」というそれぞれの情報場が、物理空間に物理的存在としての「人間」や「犬」や「東京駅」を現出させているのです。

つまり、みなさんが見ているさまざまな事物は、もっと高い情報次元に広がって存在している情報的存在のごく一部、いうなれば足の裏に過ぎません。

目の前の物理世界（足の裏）を見ているだけでは広大な情報空間に広がる世界の姿をとらえることはできないのであり、もっと高い抽象次元の情報空間を認識してはじめて、世界のあり方を知ることができるのです。

足の裏（物理空間にあるごく一部）ではなく、体全体（情報空間に広がる姿）を認識することが、「正しく見る」ということなのです。

歴史ある神社に行くと、なぜ「気」を感じるのか

情報場と物理場の関係性については、神社などのパワースポットをイメージするとわかりやすいかもしれません。

歴史ある神社に行くと、人はよく「エネルギーが集まっているみたい」「強い気を感じる」「鳥居をくぐると、気温が二、三度下がるようなひんやりした感じがする」と言います。

神道を本気で信じている人は、「ここは神聖な場所だから、そう感じるんです」と説明するでしょう。これは物理空間（神社という場所）に情報がついているという考え方です。

しかし実際は、先ほども言ったように、情報場の写像として物理場があ

るのです。

日本人の多くは、

「神社は神聖な場所である」

「神社にはエネルギーや気が集まっている」

「神社には冷気のようなものが流れている」

といった「神社に関する情報場」を共有しています。その情報場の影響で、神社の敷地内（物理空間）に入ると、エネルギーや冷気を感じたり、神聖さを感じたりして、「神聖な神社」という物理場が現れるのです。

ですから、先述のような「神社に関する情報場」を共有しない人、たとえば外国人や幼い子供などは、神社に入っても何も感じないはずです。共有しない人にとっては、神社はただの空間に過ぎないのです。

また、仮にその神社が改装をして鉄筋コンクリートの近代的な建物になってしまい、人々の認識から「この神社にはエネルギーや気が集まっている」「この神社には神様が宿っている」という情報場が失われると、エネルギーも冷気も感じなくなります。情報場の変化によって物理場も変わるのです。

あなたも「あなた」という情報場の写像

あなた自身の存在も、「あなたという情報場」の写像です。

たとえば、「自分自身を定義してみてください」と言われたら、あなたはどう答えますか？……先に読み進む前に、少し考えてみてください。

「私は○○だ」「私は○○をしています」と、主語が「私」の文章をできるだけたくさん思い浮かべてください。

自分を定義するものは、名前、家族関係、出身地や現在住んでいる場所、通っている学校や会社、職種、趣味、特技、性格など、さまざまな要素があるはずです。

「私の名前は、山田太郎です」

「私には両親と兄・姉がいます」
「私は○○大学出身です」
「私は△△銀行に勤めています」
「私は渋谷区に住んでいます」
「私はジョギングが趣味です」
「私はお酒が苦手です」
「私は明るくポジティブな性格です」

などでしょうか。

さて、これらの定義はすべて、「自分」と「自分以外の存在（まわりの人、組織、物体、事象など）」との関係性を述べているだけです。あなたの心が、まわりの世界との関係性のなかで「これが私」と認識している情報が、「あなたという情報場」を形成し、その情報場に臨場感をもつことが、物理空間であなたという人間を生み出しています。

つまり、**あなたという人間の存在を正しく見ると、あなたも情報の因果関係によって物理空間に現れた「一つの写像」であることがわかります。**

超瞑想によって自分や世界を自由自在にコントロールするとは、物理的存在としての自分や世界を直接的に変えることではありません。まずは**情報空間の場の因果関係に働きかけてコントロールすることで、結果として物理空間にも大きな影響を及ぼすことです。**

気功で病気が治ったり、人間が吹っ飛んだりすることも、この論理で説明できます。

気功は、物理的な肉体ではなく、情報空間の場を書き換える行為です。情報空間の場を書き換えることができれば、抽象度の低い物理空間の現象である病気を治したり、誰かを吹っ飛ばしたりすることくらい容易にできるのです。

あなたも情報の因果関係によって
物理空間に現れた「一つの写像」である。

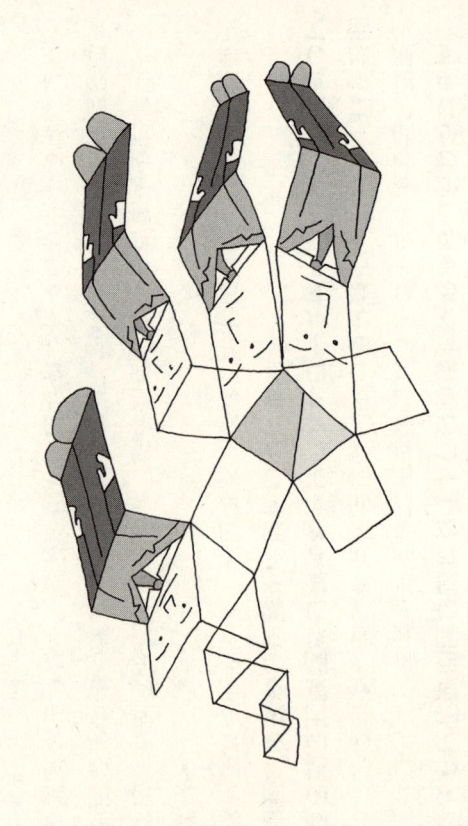

「正しく見る」とは、前頭前野で情報処理をすること

情報場の因果関係をコントロールするための第一歩は「正しく見る」ことです。

情報空間でどのような情報場が形成され、それぞれがどのような関係性で結ばれ、その結果、物理空間にどのような影響を与えているか。情報空間の場の因果関係を正しく見ることが大切です。

本章のワークでは、この世界に網の目のように無数に広がっているさまざまな情報の因果関係を正しく見るための瞑想法をトレーニングしていきます。

まずはワークに入る前に、「正しく見る」ことがなぜ重要なのかについて、もう少し解説しましょう。

本章の冒頭で、私たちが正しく見ることができないのは、「自我」が邪魔しているからだ、と述べました。これは、最先端の機能脳科学の見地から説明すると、海馬《かいば》と扁桃体《へんとうたい》が情報をやりとりするときに前頭前野《ぜんとうぜんや》がきちんと介入できていないということです。扁桃体はもっぱら生体や種の保存にとって重要かどうかという観点で情報の振り分けを行います。その指標は**「恐怖と愛着」**。つまり、情動（煩悩《ぼんのう》といってもいいでしょう）によって情報を取捨します。つまり、私たちは、**自分の感情によってスコトーマを生じさせてしまうため「正しく見る」ことがなかなかできないのです。**

一方、前頭前野は、抽象度の高い思考を司《つかさど》っています。海馬と扁桃体のやりとりに、前頭前野が介入すると、抽象度の高い思考によって、感情を制御することができるのです。

正しく見れば、感情を制御できる

いくつかたとえ話をしましょう。

ある人が宝くじを買いました。待ちに待った当せん番号発表の日。新聞を開き、当せん番号をざっと調べたら、記憶している自分の宝くじの番号と一等の番号が一致しているように感じました。手元に自分の宝くじを置いて、しっかりと照合したわけではありません。でも、「もしかして一等かも……」という思いにとらわれた瞬間、ドキドキと心臓が激しく鼓動したり、感情が高ぶりそわそわとした気分になってきます。当せんしていれば、車を買ったり、マイホームや海外旅行の資金にすることができます。

そんなことを考えていると、うれしくなってきて、居ても立ってもいられない高揚した気持ちになります。

ところが、家に戻り、手元に自分の宝くじを置いて、番号を一つ一つ確認してみたら、一桁だけ番号が違っていました……。すると、すぐに興奮も喜びも幸福感もサーッと冷めて、一瞬で消えていきます。

また、別のある人は、薄暗い道を一人歩いていました。

この人は過去に一人で夜の街を歩いているとき、見ず知らずの人から暴行を受けそうになった経験があります。そのため今でも夜道を一人で歩いていると、不安な気持ちになります。

薄暗いエリアを通り過ぎようとしていたそのとき、向こうからマスクをつけた人が近づいてくるのが見えました。その瞬間、過去の記憶が呼び起こされて、連鎖的に不安や恐怖の感情が湧き上がってきます。目の前に近づいてくる人が、昔自分に暴行を加えようとした人に似ているような気がしてきます。自分がつねに誰かに付け狙われているような気もしてきます。道の暗さが深くなったように感じ、自分を助けてくれる人が誰もいないような孤独感も強まります。

強い不安や恐怖を感じるときというのは、必ず過去の情動記憶がぶら下がっているものなのです。

ところが、近づいてくる人をよく観察してみたら、しきりにくしゃみをしています。とすると、マスクは花粉症予防のためであることがわかります。しかも、マスクに隠された顔を見ると、その人は近所に住む顔見知りのおじさんでした。

目の前の人が「不審人物」ではなく、「花粉症に苦しむ近所のおじさん」だと認識できた瞬間、あれほど強く感じていた不安や恐怖は一瞬にして消え去ってしまいます。

どちらの例も、はじめの段階では強い情動の影響を受けています。しかし、「よく見る」「正しく見る」ことで、情動が収まり、自分の感情をコントロールできるようになりました。**前頭前野による抽象度の高い認識によって、「冷静になってよく見てみたら○○だった」ことがわかるのです。**

前頭前野の機能である「正しく見る」を徹底して行うことが、超瞑想の基本になります。**「正しく見る」とは、前頭前野の働きを活性化させて、高い抽象思考を行うことなのです。**

ほとんどの人は、「正しく見る」ことができないために、目の前の出来事によって不安や恐怖、喜びや興奮などの情動を引き起こされ、それにとらわれています。

「正しく見る」ことを徹底して行えば、前頭前野が活性化して思考の抽象度が高まり、低い抽象度の情動は簡単に制御することができます。

仏教も正しく見ることを重視する

実は仏教でも「正しく見る」ことはとても重視され、「正しく見る」能力をトレーニングするさまざまな瞑想法が開発されています。

上座部仏教では、サマタ瞑想とヴィパッサナー瞑想という二つの瞑想があります。サマタとはサンスクリット語で「止＝煩悩を制御し、心を落ち着けること」を意味します。

ヴィパッサナーとはサンスクリット語で「観」を意味しますので、ヴィパッサナー瞑想は文字どおり「正しく見る瞑想」になります。止観瞑想をすれば「煩悩を制御し、正しく見る」力をトレーニングすることができるのです。

ちなみに、上座部仏教ではサマタとヴィパッサナーをそれぞれ別のものとして分けて瞑想しますが、私がこれまで著書で紹介してきた「止観瞑想」は、これらを分けずに同時に行います。大乗仏教ではこの二つをあえて一緒に行うのです（詳しくは、天台宗・荒了寛《あらりょうかん》大僧正との共著『悟りの教科書』［集英社インターナショナル刊］をご覧ください）。

このように仏教においても「正しく見る」ことは非常に重要であり、正しくかつ自由自在に見ることがすなわち仏教の瞑想の基本なのです。

それでは、次項から「正しく見るためのワーク」に移ります。

自分や世界を正しく見るワーク1

すべての行為を意識に上げよう「歩行禅」

解説

正しく見るための力を養う方法の一つは、自分の行為を徹底的に観察して意識に上げることです。そのもっとも初歩的な方法が「歩行禅」です。歩行禅とは、禅宗の瞑想法で、歩きながら行う禅のことです。

私たちは日ごろ多くの動作、思考を無意識に行っています。それを意識に上げるだけでも、抽象度が上がり、自分や世界を正しく見ることができるようになります。

ワーク

①右足のかかとが地面につくときに、一回息を吸い込む
②右足の爪先が地面につくときに、もう一回息を吸い込む
③左足のかかとが地面につくときに、息を吐く
④左足の爪先が地面につくときに、呼吸を止める

歩行禅は可能な限りゆっくりと行います。ゆっくりと行い、動きと呼吸のタイミングを覚えてください。また、一歩足を踏み出すごとに「今、爪先が地面についた」「かかとがついた」「右足に体重が乗った」……と一つ一つの体感を意識しながら歩くことを心がけてください。

この歩行禅は、自分の体に対して、自分の意識をもっていく訓練にな

ります。

慣れてきたら、普段歩行をしているときも、自分の動きに意識をもっていくようにしてください。もし呼吸が速くなって苦しいようなら、呼吸は意識しなくても結構です。

さらに、歩行禅ができるようになったら、歩いているときだけでなく、朝起きてから夜寝るまで、日ごろ無意識に何気なく行っている行動一つ一つを意識に上げてください。**意識に上げることが、すなわち「見る」ことになります。**

自分の行動や身の回りの事象を一つ一つ意識に上げることを毎日徹底するだけでも、それまで見えていなかった自分や世界の姿が見えてくるようになり、「自分ってこんな一面もあったんだ」「世界にはこんな一面もあったんだ」と自分や世界の見え方が変わってくるはずです。

歩行禅とは、歩きながら行う禅のこと。
日ごろ無意識に行っている動作や思考を
意識に上げると、抽象度が上がり、
自分や世界を正しく見ることができるようになる。

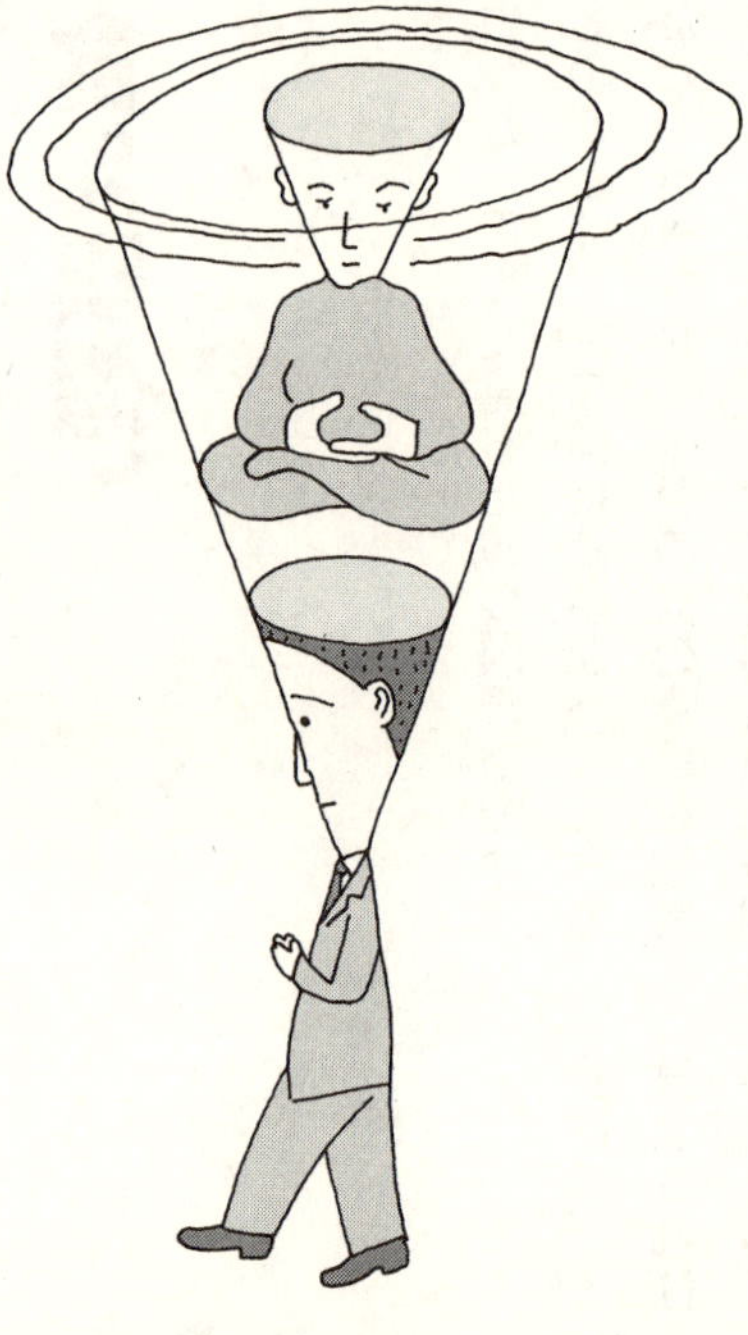

自分や世界を正しく見るワーク2

時間と空間を超えて見よう「黙って食え瞑想」

解説

「黙って食え瞑想」も、正しく見るための瞑想法です。

方法は、その名のごとく、目の前に食事があったら黙って食べる。それだけです。ただし、食べながら、目の前の食事を徹底的に見なければなりません。**ここで言う「見る」とは、時間と空間を超えた存在として見るということです。**

時間と空間を超えた存在として見ることで、「縁起」を正しく見ることができます。

縁起とは仏教の重要な思想の一つで、「宇宙のすべての存在・出来事はお互いに関わり合って存在していて、一つも欠けることはできない」という考え方です。縁起の思想に基づけば、この世界のすべての事象は、つねにほかの事象と双方向的に関わり合って存在しているのであって、単独で存在しうるものはない、ということになります。どんなものも、ほかのものとの関係性のなかで存在しているのです。

あなたという一人の人間も、単独で存在しているわけではありません。父がいて母がいて、父母それぞれにも父がいて母がいて、さらに何世代にもわたって先祖の人たちがいる。また、自分の通った学校があり、職場があり、好きな食べ物、好きな音楽、これまで読んだ本や見た映画などがあり、時間と空間を超えたあらゆるものとの関係性があり、その中心となる点として自分があるということなのです。

同じことが、この世界の出来事・事象一つ一つにいえます。すべての出来事・事象は、ほかの出来事・事象と網の目のような因果関係を形成し、その結果としてこの世界が生まれているのです。

以上が縁起の世界観であり、情報空間に網の目のように広がる無数の因果関係を正しく見るための方法が、この「黙って食え瞑想」です。

ワーク

食卓のご飯を見て、

「ご飯を炊くときに、どんな道具で炊いたのかな？」

「この米はどんな人が育ててくれて、どんな人がここまで運んできてくれたのかな？」

「どこで栽培されたのかな？」

「そもそも米の栽培はいつ、どこで始まって、日本にはいつごろ伝わってきたんだろう？」

などと考える。

豚肉があったら、

「どこで育てられた豚なのだろう？」

「この豚はどんな豚だったのだろう？」

「育てた人はどんな人だろう？　どんな気持ちで育てたんだろう？」

「豚は殺されるとき、どんな気持ちだったんだろう？」

「豚の命はどこに行ったのだろう？」

などと考える。

今自分の目の前にご飯や豚肉が存在しているのは、それを育てた人、運んだ人、売った人などがいたからです。さらに、育てた人はいろいろな機械や肥料を使ったはずで、その機械や肥料を作った人・売った人がいます。運んだ人は米を袋に詰めて、袋を車に積み、車で道路を走って運んでくれたはずで、その袋や車や道路を作った人・売った人もいます。そして、それぞれの人には、あなたと同じように生活があり、家族がいて、その人の人生を生きているのです。

……このようにイメージをどんどん広げていくと、今自分の目の前にご飯や豚肉が存在しているのは、無数の因果の結果であることがわかります。もしその因果の一つでもなくなってしまったら、目の前のご飯や豚肉は存在しなくなるのです。

以上のように目の前のものが存在している因果関係、それも時間と空間を超えた因果関係を見ることが「黙って食え瞑想」です。

「黙って食え瞑想」は、身のまわりすべての物事に対して行うことができます。たとえば職場のデスクにはパソコンや書類、携帯電話などが置いてあります。それら一つ一つを見ながら、「なぜこれはここにあるのか」「これと自分にはどんな関係があるのか」を考えるようにしてください。

自分とはまったく関係がなさそうなものでも、「黙って食え瞑想」をやれば、因果関係が広がってゆき、見えていなかった関係性が見えてきます。

この世界を生み出している網の目のような関係性が見えてくれば、あなたはきっと次のことに気づくはずです。

●この世界には単独で存在しうるものはなく、すべての存在はほかのものとの因果関係（縁起）のなかに存在していること

●目の前の一つの存在は、宇宙のすべてと何らかの関係性をもってい

ること

●自分が今ここに存在しているのは、けっして偶然ではなく、宇宙のすべての事象との因果関係の結果であること

以上のような世界観を、天台宗の開祖・智顗《ちぎ》は「一念三千」と呼びました。一つの存在を見ることは宇宙全体を見ることです。一念三千の世界を体感するのが「黙って食え瞑想」の目的です。

自分や世界を正しく見るワーク3

スコトーマをはずそう「写真縁起瞑想」

解説

この「写真縁起瞑想」も、あなたやこの世界を生み出している縁起(因果関係)を正しく見るための瞑想法です。

みなさんの身の回りには、とてもたくさんのものが存在しています。しかし、みなさんは日ごろ、自分が重要だと思っているもの、興味があるもの、深い関わりがあると思っているものしか見ていません。そのことはスコトーマの原理で説明できます。スコトーマになっているもの（あなたの脳が重要だと思っていないもの）は認識できていません。スコトーマの原因となっているのは、あなた自身の過去の記憶、テレビや新聞などのメディアによる洗脳、親や教師による洗脳などです。あなたは自分の身の回りさえも、正しく見ることができていないのです。

ワーク

①背景を広めに入れて、誰かにあなたの写真を撮ってもらう。場所はどこでもいいが、できるだけまわりにいろいろなものがあったほうがいい。

②写真をプリントアウトして、自分とまわりのものとを線でつなぎ、因果関係を書き込んでいく（画像加工ソフトを使用して、モニター上でやっても可）。因果関係は、あまり難しく考えず、思いつきでか

まわない。

この「写真縁起瞑想」をやると、自分の身の回りのいろいろなものが認識できる（見える）ようになり、自分や世界が立体的に広がっていきます。そして、それまでの自分がいかに限られたものしか見ていなかったか、平面的にしか世の中を見ていなかったかが理解できます。

時間があれば、身の回りのものの由来を実際に調べてみることをおすすめします。たとえば、私のオフィスにあるアンプ。先日このアンプの製造元や素材メーカーなどを調べ、アンプを作るプロセスを探ってみたら、思いもよらない知り合いが関わっていました。

同じ物理空間に存在するということは、情報空間で強い因果が働いているものなのです。

自分や世界を正しく見るワーク4

すべてのものの関係を見よう「因果関係瞑想」

解説

先ほど、この世界はすべて「双方向の因果関係」であるとお話ししました。

たとえば「円」をイメージしてください。

円の中心には必ず「点」があります。点の定義は、円の中心であり、円が存在してはじめて点を定義できます。この場合、円が「因（原因）」で、点は「果（結果）」です。

次に円を描くときを考えてください。円を描くとき、コンパスを使います。コンパスは中心となる場所（点）に針をおいて、ぐるりと円を描きます。つまり、点があるから円が描けるのです。この場合、中心となる点があるおかげで円が存在できるので、点が「因（原因）」で、円は「果（結果）」です。先ほどと因果関係が逆転してしまいました。

さて、ここで一つの疑問がわきあがってきます。

「円が先にあって、その中心として点が存在するのか」

「点が先にあって、その点の周りに等距離で線を引くために円が存在するのか」

もっと単純にいえば、

「円のおかげで点があるのか」

「点のおかげで円があるのか」

円があるおかげで点がある。
点があるおかげで円がある。

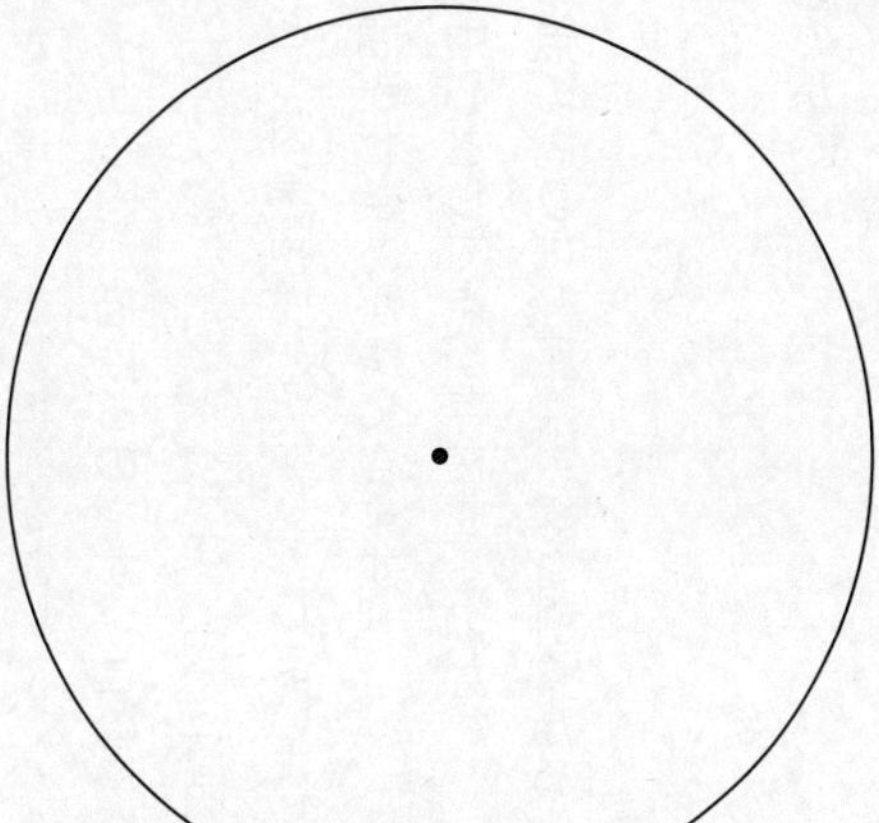

あなたはどちらが正しいと思いますか？

……実はどちらの考え方も正しいのです。

この世界のすべての事象は、つねにほかの事象と「双方向的」に関わり合って存在しています。「AがあるからBがある」という因果関係が成り立てば、「BがあるからAがある」という因果関係も成り立つわけです。

この双方向の関係性をしっかりと認識することも、「正しく見る」ことの一つです。

このワークではいつもの因果関係をひっくり返して見ることで、双方向の関係性を認識するトレーニングを行います。

ワーク4

あなたの目の前に、テーブルの上に乗っているコップがあるとします。

この「テーブル」と「コップ」の因果関係を考えてください。また、コップはテーブルにとってどんな存在でしょう。

テーブルはコップにとってどんな存在でしょう。

テーブルはコップにとって上に乗るもの。テーブルがあるおかげでコップはコップとしてあなたの目の前に存在することができます。

今度は逆を見てみましょう。

コップはテーブルにとって上に乗せるもの。コップが乗っているおかげでテーブルは、作業台や足場としてではなく、テーブルとして存在できているのです。

このように因果関係をひっくり返して見ることを、身の回りのものに対してやってみてください。

たとえば、

■仕事机の上にある「パソコン」と「書類」の因果関係

答：パソコンは書類にとって、文書の中身を作成するもの。
　書類はパソコンにとって、作成した文書を紙に印字するもの。

■母親とあなたの因果関係

答：母親はあなたにとって、あなたを産んだ存在。
　あなたは母親にとって、母親を母親として存在させる存在。

■食卓の「皿」と「フォーク」の因果関係

■公園にいる「犬」と「子供たち」の因果関係

など、何でもいいのです。

このように因果関係をひっくり返して見ることで、普段とは違う角度から身のまわりのものを見ることができるようになり、身のまわりのものの今まで見えていなかった存在意義や価値を見出すことができ、その結果、世界の見え方が変わってくることを実感できます。

自分や世界を正しく見るワーク5

時間の流れを逆に見よう「時間因果瞑想」

解説

私たちが一方向でしか因果関係を見ることができていないこと（つまり「正しく見る」ことができていないこと）の代表的なものに時間因果があります。

たいていの人が「時間は過去から現在、現在から未来へと流れる」と考えます。

この時間観があるため、みなさんは何の疑問もなく「現在の自分の状況は過去の体験の結果だ」と考えています。

たとえば、

「一生懸命に勉強をしたおかげで、一流大学に合格した」

「資産家の家に生まれたおかげで、不自由のない暮らしができる」

「海外留学をしたおかげで、グローバルビジネスマンとして活躍している」

と。でも、本当にそうでしょうか？

一生懸命に勉強しても志望の大学に合格できなかった人は「勉強が足りなかった」と思うでしょう。

資産家の家に生まれても、資産運用に失敗して、今の暮らしに汲々としている人ならば、「受け継いだ資産がもともと少なかった」と思うかもしれません。

海外の学校に通ったとしても、今職がなくて苦労をしている人は、「留学をしても大した意味はなかった」と自分のキャリアを後悔するかもしれません。

つまり、**現在の状況によって、過去の解釈はまったく違ってくるのです。**

「一流大学に合格した」という現在があるから、過去の自分に対して「一生懸命に勉強したおかげ」と評価できるわけです。「不自由なく暮らしている」という現在があるから、過去に対して「資産家の家に生まれたおかげ」という評価ができるわけです。

ワーク

あなたの人生を振り返ったとき、

「過去に〇〇したから、今××だ」

と思うことがいくつもあると思います。まずはそれを書き出してください。

そして、この「過去↓現在」という時間因果を逆転させ、「今××だから、過去に○○したことが△△に見えるんだ」と現在から過去を見るようにしてください。現在を「因」、過去を「果」とするのです。

例：「私は過去にきちんと勉強しなかったから、今仕事で苦労している」

時間因果を逆転すると、

「私は今仕事で苦労しているので、過去の勉強量が足りなかったように思っている」

以上のように時間因果をひっくり返して見ることで、**時間は現在から過去へと流れていることがわかります。**

5

自分や世界を正しく見るワーク6

抽象度を上げた視点で見よう「統合瞑想」

解説

因果関係を逆転して見ることで、認識（見る力）の抽象度はかなり上がっていますが、さらに上げる方法があります。それは「AとBの両方を統合する因果を見ること」です。

先ほどのコップとテーブルの例でいえば、ワーク４「因果関係瞑想」によって、

「コップはテーブルの上に乗っかっている」
「テーブルはコップを下から支えている」

という双方向の因果関係が見えました。このように見ることで、抽象度はすでに大きく上がっています。

しかし、コップとテーブルの両方を統合する因果関係があるのです。

それはたとえば、

「コップもテーブルも同時に地球の引力に引っ張られている」

「だから、コップはテーブルの上に乗り、テーブルはコップを支える、という関係が成立している」

ということです。

コップとテーブルを統合する因果を見ようとすることで、おのずと一つ上の抽象度、この場合は「地球の引力」という高い視点の因果関係を見ることができるのです。

また時間因果の例でいえば、「時間因果は過去から現在、未来へと流れている」という見かたと「時間因果は未来から現在、過去へと流れている」という見かたがありました。これらを統合する因果関係を見ようとすれば、「双方向に流れているということは、**そもそも時間は流れていないのと同じである。**因果関係は『過去↓現在↓未来』『未来↓現在↓過去』のどちらの方向にも自由につなげることができる」と一つ上の抽象度、この場合は「時間は流れていない」という高い視点の関係性を見ることができます。

ワーク

自分や世界を正しく見るワーク４「因果関係瞑想」で見た二者間の因

果関係を、今度は統合した視点で見てください。

たとえば、

■仕事机の上にある「パソコン」と「書類」の因果を統合する視点

答：どちらも情報の伝達に用いられるツール

■母親とあなたの因果を統合する視点

答：共通するＤＮＡ情報をもつ存在

■食卓の「皿」と「フォーク」の因果を統合する視点

■公園にいる「犬」と「子供たち」の因果を統合する視点

6

正しく見ることができたら次は情報場に介入！

繰り返しになりますが、超瞑想によって自分や世界を自由自在にコントロールすることは、情報空間の場の因果関係に働きかけて、結果として物理空間にも大きな影響を及ぼすことです。そのための第一のステップが、本章でお教えしてきた情報空間の場の因果関係を「正しく見る」ための超瞑想法です。

ここで紹介したワークを実践することによって、抽象度はどんどん上がっていきます。この世界に存在するいろいろな事象が、情報空間に無数にある場の因果関係の写像であることがわかります。あなた自身やこの世界の存在は、情報の関係性によって生じているのです。

本章で「正しく見る」ことを学んだみなさんには、次のステップに移っていただきます。次のステップは、**情報空間の場の因果関係に「介入する」ことです。**

「情報空間の場の因果関係に介入する」というと、何だか難しそうに聞こえますが、実際はとても簡単です。なぜなら、相手は情報であり、その関係性を認識する（見る）主体は、あなた自身の脳と心だからです。

あなたの脳と心がさまざまな事象の関係性をどう認識するか（見るか）が、自分や世界のあり方を決めています。

つまり、あなたの脳と心をコントロールすることで、情報空間の場の因果関係を自由自在にコントロールすることができ、ひいてはあなた自身やこの世界の物理的なあり方を自由自在にコントロールすることができるのです。

本書では、情報空間の場の因果関係を自由自在にコントロールすることを「自由自在に見る」と表現します。

自由自在に見ることができれば、自分や世界を思いのままに変えることができるのです。

第2章

私たちはナートマン

——超瞑想へのステップ2「自由自在に見る」

自我から脱却する「ナートマン瞑想」とは

本章では、情報空間の場の因果関係に介入する方法として、「自由自在に見る」ための瞑想法をお教えします。

自由自在に見るためには、**「自我を離れる」**ことが重要です。

第1章の「正しく見る」でも、スコトーマをはずして情報空間を正しく見るために自我を離れようと説きました。本章のテーマ「自由自在に見る（情報場をコントロールすること）」において、自我を離れることはさらに重要な課題です。

自我を離れることができれば、情報空間の場の因果関係を、自由自在に見ることができるようになります。

本章では、その具体的な方法を紹介します。**仏教でも実践されてきた「ナートマン瞑想」をベースに、私が開発した方法です。**

「ナートマン」とは、「アートマン」の否定形で、仏教の本質的、中心的な考え方です。

ちなみに、ナートマンもアートマンもどちらもサンスクリット語です。サンスクリット語では言葉の先頭に「n」をつけると否定形になるので、「atman（アートマン）」が「nātman（ナートマン）」になるわけです。

アートマンは、バラモン教におけるもっとも重要な概念の一つで、宇宙の根本原理であるブラフマンと対になる存在であり、よく「真我」と訳されます。

人間がどれだけ輪廻転生《りんねてんしょう》を繰り返してもつねに続くもののことであり、人間の肉体の生滅にかかわらず、未来永劫《えいごう》変わらない、永遠不変の存在と考えられています。

釈迦はアートマンを否定しました。人間の自我は永遠不変の存在ではなく、雲のように変化しつづけるという「非我（ナートマン）」の思想を説きました。だからこそナートマン瞑想は、仏教の基本となっているのです。

ナートマンは「自我が存在していない」と言っているのではありません。「**自我は存在している、しかし変化し流転するものとしてある**」、つまり「**あるともいえるし、ないともいえる**」と言っているのです。ですから、ナートマンを「無我」と訳すのは、誤解を招きます。私は「非我」と訳しています。

ナートマン瞑想は、つまり「空の瞑想」なのです。

序章で、空の解釈として「この世界のすべての存在をダイナミックかつ多次元的にとらえ、それらすべての関係の中心に自分の心があり、自分の

釈迦は、人間の自我は永遠不変の存在ではなく、
雲のように変化しつづけると説いた。

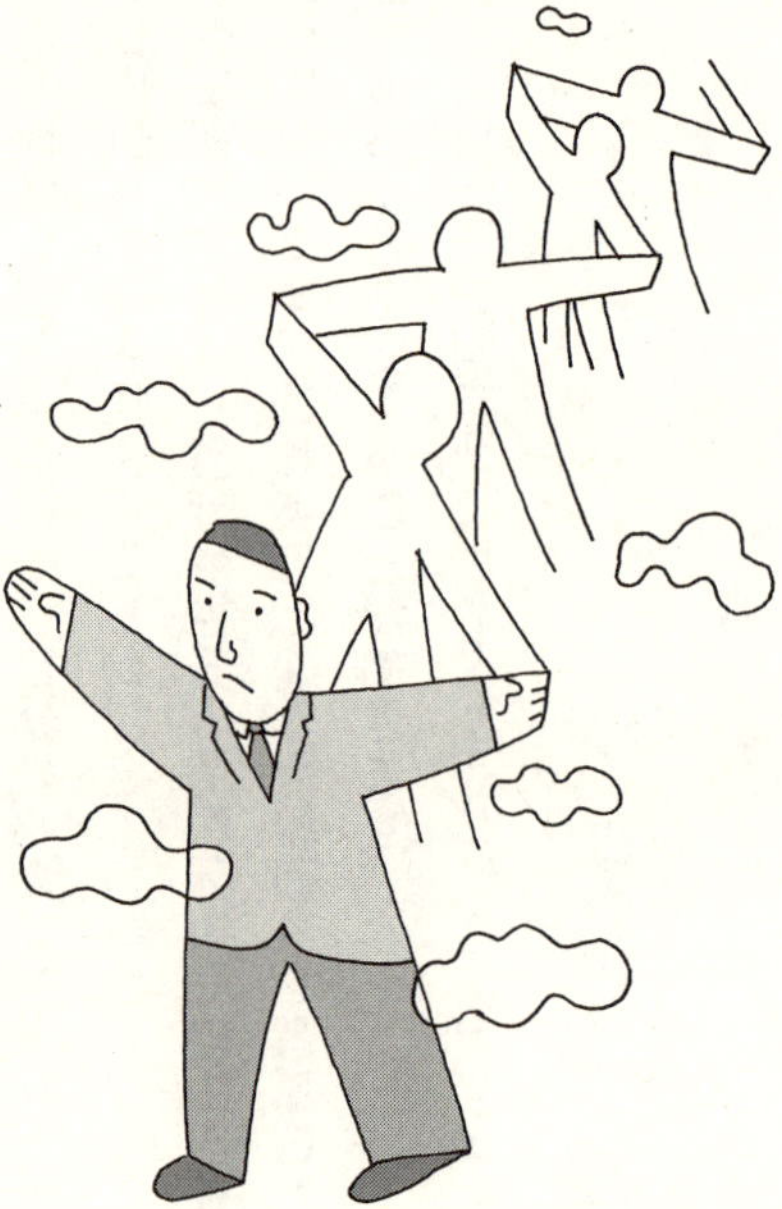

心がすべての存在、すべての事象を生み出していると考えること」と述べました。

あなた自身もこの世界も空だからこそ、自分の心をコントロールすることで、すべてを自由自在に書き換えることができるのです。

ナートマン瞑想を実践すれば、自分や世界の情報因果を自由自在に見ることができるようになります。これまでと違う情報因果を選ぶことができれば、自分や世界のあり方を変えることができます。

それが、「自分や世界を自由自在にコントロールする」ということです。

情報場を自由自在に見るワーク1

自我から脱出しよう
「自分が生まれて死ぬ瞑想」

解説

まず最初に「あるともいえるし、ないともいえる」という世界観が、どういうものかを認識していただくための瞑想トレーニングを行います。

その前に、ある一本の木にまつわる短いストーリーをお話ししましょう。

今、あなたの目の前に、一本の木があります。

その木から種が地面に落ちました。

種からは芽が出て、大空に向かって幹が太く大きく育ち、枝が伸び、葉を茂らせて、やがて立派な一本の木に成長しました。

一方、種を落とした木は、年月が経つにつれて、幹がもろくなり、強い風雨にさらされて枝や葉を落とし、ある日根元から折れてしまいました。枯れ倒れた幹はコケに覆われ、微生物によって分解され、やがて森と一体化して消えてしまいました。

さて、種から生まれた新しい木は、この世界に新たに生じたものでしょうか？

……違いますよね。前の古い木が落とした種から生じているのですから、もともとあったのです。

では、枯れて目の前から消えてしまった古い木はなくなったのでしょうか？

……これも違いますよね。たしかに古い木は目の前からなくなりましたが、古い木から落ちた種が新しい木として育っているのですから、古い木もあるのです。

新しい木も古い木もともに「あるともいえるし、ないともいえる存在」です。

「あるともいえるし、ないともいえる存在」として、種から生まれた新しい木と、枯れ果てて消えてしまった古い木の両方が、時空を超えて存在しているのです。

さらにいえば、「ある」というのは機能が連続していることです。物理的な連続性はその一部に過ぎません。

ワーク

それでは、今度はあなた自身について考えてみます。


ある日、あなたはこの世に生を享《う》けました。

あなたは多くの人に育まれながら順調に成長し、大人になりました。

そして、出会いと別れを繰り返し、やがて年を取り、病気になって息を引き取りました。


さて、あなたが誕生したとき、あなたは何もないところから、新たに生じたのでしょうか？

あなたが老いて死んだあと、あなたはなくなったのでしょうか？

消化と排泄《はいせつ》と酸素の消費。それだけが自分の機能――。もしかしたら、そう思っている人が多いかもしれません……。

自分が生まれてから死ぬまでを、脳内でビジュアル化しながら瞑想してください。

情報場を自由自在に見るワーク2

どんな存在にでもなろう「三法界瞑想」

解説

自分の心を制御して、自分が何にでもなれることを知り、その上でなりたい自分になるための瞑想法をお教えします。

はじめに一つ、たとえ話をしましょう。

ある凶悪な犯罪を犯した人がいます。テレビや新聞は彼の周辺を取材

し、近所の人にコメントをもらいます。近所の人は犯人について、

「すごく優しい人だったのに、あんなひどい犯罪を犯すなんて……」

「家族と一緒にいるときはすごく穏やかそうな人でした……」

などといかにも「意外だ」といったコメントをします。

さて、このような犯罪行為と矛盾するかのようなコメントを聞いたとき、あなたは犯人についてこう考えるはずです。「『凶悪な犯罪を犯した彼』が彼の本性なのか、それとも『優しく穏やかだった彼』が本性なのか？」と。

しかし、実はこうした問いかけ自体がナンセンスなのです。

なぜなら、優しさも凶悪性も、どちらもその人自身だからです。

人は誰もがナートマンです。その人の心がそのつど何を選んだかが、その人のあり方を決めているのです。

その人の選択の結果、あるときは「優しい人」になり、あるときは「凶悪

な犯罪者」になってしまうだけなのです。

「一人の人間の心に相反するすべての人間性があり、心が何を選んだかによってその人の存在や生き方が決まる」という人間に対する見方は、仏教の「六道」や「十法界《じっぽうかい》」という言葉に表れています。

六道とは天道、人間道、修羅道、畜生道、餓鬼道、地獄道の六つの世界のことで、この六道の上に声聞《しょうもん》、縁覚《えんがく》、菩薩《ぼさつ》、仏の四界を加えたものが十法界です。人によっては、六道や十法界を「生まれ変わり（輪廻転生）の法則」だと解釈していますが、そもそも釈迦は輪廻転生を否定しています。六道や十法界を輪廻転生と結びつけることは、仏教的な考え方ではありません。

では、六道や十法界とは何かといえば、どちらもナートマン瞑想の方法論なのです。

十法界瞑想では、瞑想空間のなかで餓鬼になった自分、人間になった

自分、菩薩になった自分、仏陀になった自分などを瞑想しながら、

自分のなかには餓鬼もいれば、仏陀もいること

自分のなかにあらゆる可能性が存在していること

その可能性のなかから、自分が「何を選ぶか」によって、自分という存在が決まること

をしっかりと認識し、最終的に「じゃあ、自分は○○を選ぼう」と、なりたい自分を自分の心（自分の意志）で選びます。

つまり六道瞑想や十法界瞑想をすることで、「自分という存在はあるけれど、永遠不変の自分が存在しているわけではなく、変化し流転するものとしてある」というナートマンの考え方を体感的に理解することができるのです。

自分のなかには餓鬼もいれば、仏陀もいる。
そのなかから、何を選ぶかによって、
自分という存在が決まる。

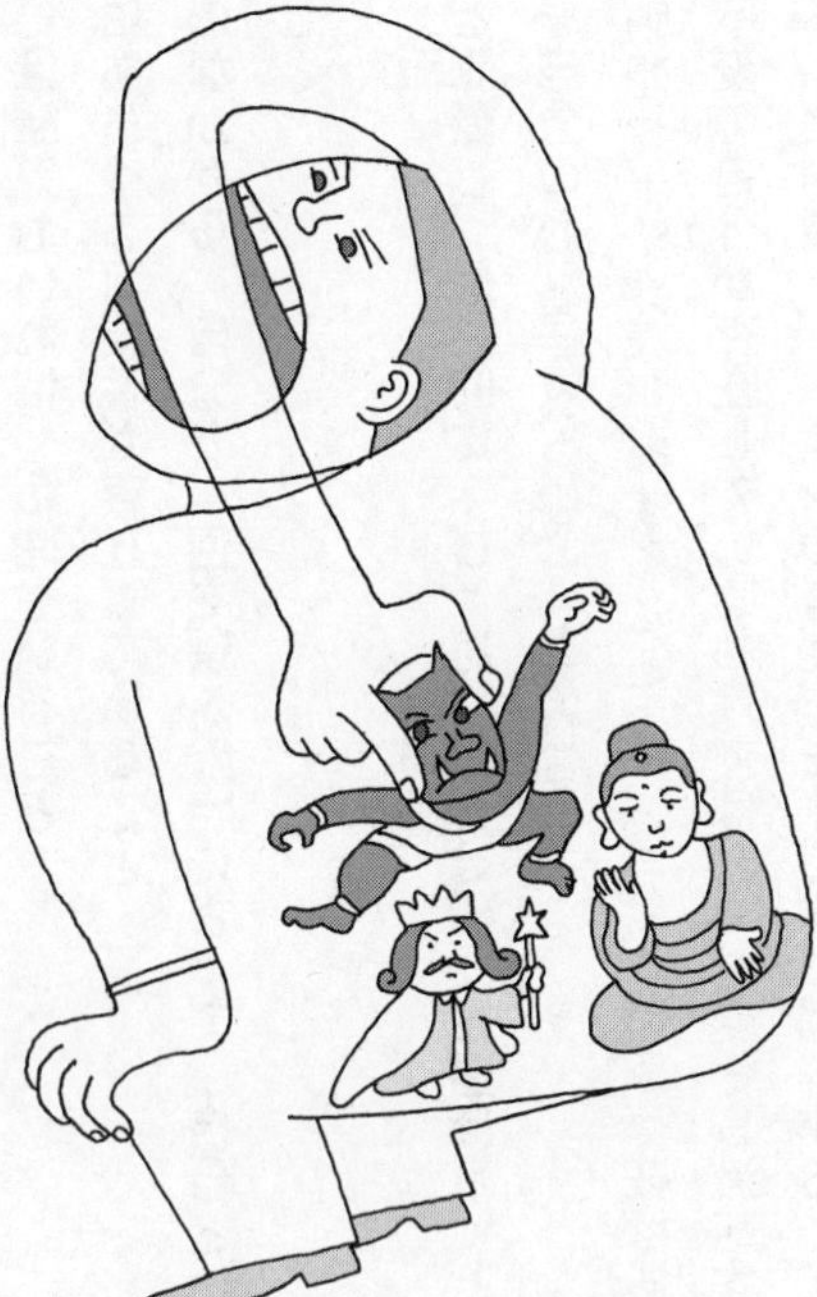

実際、釈迦も六道瞑想や十法界瞑想をしながら、餓鬼になったり、人間になったり、仏陀になったりしていたはずです。釈迦は自分の心に餓鬼も、修羅も、畜生も、人間も、仏陀も、すべていることを理解していました。その上で、教えを説く相手に合わせて、自分の心を変えていたのです。これが釈迦の「対機説法」です。

あなたのなかにも釈迦と同じように、ありとあらゆる可能性が詰まっています。

あとは、あなた自身がどの自分を選ぶかの問題です。餓鬼を選ぶこともできますし、人間を選ぶこともできます。仏陀になることだってできるのです。

本当ならば十法界瞑想や六道瞑想をしていただくのが理想ですが、いきなり一〇の自分を瞑想するのも大変でしょうし、現代人にとっては「餓鬼」「畜生」「声聞」「縁覚」といわれても、それがどういう存在なのかわからないので、瞑想しづらいと思います。ですから、十法界瞑想を私がアレンジした「三法界瞑想」をやってみてください。

ワーク

「三法界瞑想」とはつまり、「六道瞑想」が六つの世界、「十法界瞑想」が一〇の世界を瞑想するのに対し、三つの世界を瞑想しましょうということです。この三つの世界は何でもいいのですが、ここでは瞑想しやすいように「貧乏人の自分」と「お金持ちの自分」と「仏陀になった自分」とします。

ステップ1
「貧乏人の自分」を瞑想する

まずは「貧乏人の自分」を瞑想します。ここでは、預金残高が一〇分の一になった生活をイメージします。

瞑想する前に、実際にあなたの預金の一〇分の九を銀行から引き出してしまいましょう。引き出したお金は、銀行とは別のどこか安全な場所に保管します。そして、金額が一〇分の一になった預金通帳を見て、これからどんな生活をすることになるのかを瞑想してください。

たとえば、

「当面の生活費をかせぐために、いくつかの仕事に就き、必死で働く自分」

「日々の生活費を工面するために、サラ金でお金を借りる自分」

「愛想を尽かされて妻（夫）に出ていかれる自分」

「お金欲しさに窃盗や強盗などの犯罪に手を染める自分」

「公園のベンチに寝泊まりしているところを知人に見られてしまった自分」

お金が次第になくなり、ついには尽きたとしたら、自分はどうなるのか。何を考えて、どのように行動するのか、徹底的に瞑想してください。

ステップ2 「お金持ちの自分」を瞑想する

次は「お金持ちの自分」を瞑想します。ここでは、預金残高が一〇〇倍、一〇〇〇倍になった生活をイメージします。

この瞑想では、まず、あなたの預金通帳の残高に、ゼロを好きなだけ書き入れてください。

さぁ、今あなたの預金口座には数十億円、数百億円、数千億円のお金があります。

あなたはどのように生活しますか。

たとえば、

「仕事を辞めて、資産運用で不労所得を得ようとする自分」

「車や家など欲しいものを買い、食べたいものを食べ、世界中を旅して、放蕩三昧《ほうとうざんまい》の生活をする自分」

「世界中の恵まれない人々のために全額寄付したいと考える自分」

お金持ちになった自分を、そしてお金持ちになったことで自分が何を考え、どのように行動するかを、強い臨場感で徹底的に瞑想してください。

ステップ3
「仏陀になった自分」を瞑想する

三つ目の「仏陀になった自分」は、これまでの二つよりも抽象度が高く、金額そのものをまったく気にしません。

「仏陀」といわれると難しそうですが、実はこれがいちばん簡単です。数字をまったく気にしない人ですから、預金通帳のゼロが増えようが「それが何？」と思い、ゼロが減ろうが「それが何？」と考えます。そして、預金通帳の金額が多いか少ないかにかかわらず、自分がどんな生活を送りたいかを考えて、そのとおりの生活をします。

今、あなたはどのような生活を送りたいですか？　まずは自分の心を決めてください。

ここまでのステップ（1、2）では、預金残高の多寡に合わせて自分の行動を決めていたはずです。ところが、自分で「お金を気にしない」と決めれば、実際まったく気にならず、自由気ままに好きなことができます。

もちろんお金がなければできないことはありますが、できないことに不満や苛立《いらだ》ちを感じることはなく、「だったら、自分がやりたいことのなかで、できることをやろう」と気軽に思えます。

また、自分のやりたいことをやってみたら、意外にお金がかからなかった場合などは、「自分にお金なんて別に必要ない」と気づくことができたり、「余ったお金は寄付しよう」と今まで考えもしなかった〝やりたいこと〟が見つかったりします。

お金に束縛されない、自由な感覚を感じることができるはずです。

以上が三法界瞑想です。

三法界のそれぞれの自分に対して臨場感が強まれば強まるほど、「瞑想した自分」が「現実の自分」であるかのようなリアリティを感じるはずです。

お金にまつわるさまざまな欲望に駆られるあなたも、どんな状況でも他人のことを思いやることができるあなたも、お金なんて関係なく自由気ままに生きるあなたも、すべてあなた自身なのです。

「自分はこんな人間だ」「自分を変えることはできない」と思い込んでいるのは、自我にとらわれている証拠です。

どんな状況でもけっして変わることのない永遠不変の自我があるのではなく、まわりの状況があなたという人間のあり方を絶対的に規定しているわけでもありません。

あなたという人間を形作っているのは、

「あなたの心」です。

あなたのまわりにはさまざまな人やさまざまなもの、さまざまな事象やさまざまな出来事が存在しています。それらとあなたとの間には深い関係性があります。あとは、その関係性に対して、あなた自身がどう振る舞うか。言い換えれば、あなたの心がその関係性をどう「見る（認識する）」のか。そのことが結果的に「あなた」という人間を決定します。

未来永劫変わらない自分はありません。

「自分」を決めるのはあなた自身の心であり、あなたは自分の心のあり方を自由自在にコントロールすることができます。

いうなれば、あなたはあらゆる可能性をもつ存在であり、なりたい自分に自由になることができるのです。

情報場を自由自在に見るワーク3

情報場をコントロールしよう「オーダー変更瞑想」

解説

私のオフィスの近くに、よく食事をする飲食店Aがあります。

そのお店は、メニューを見ればパスタやピザがあったり、ワインが数種類あったりするので、イタリアンレストランっぽいお店です。でも、実際にはカフェとして営業しているし、やってくるお客さんもカフェとして利用している人ばかりです。その証拠に、お客さんは店に入るなり、自分で勝手に空いている席を探して座ります。もし仮にイタリアンレストランとして認識しているのなら、きっとスタッフが席に案内してくれるまで入口で待つはずです。

つまり、日本人のお客さんにとって、飲食店Aは「カフェ」として存在しているのです。

ところが、アメリカからやってきた数人の友人と飲食店Aに行ったときのことです。彼らはお店に入っても、入口に立ったまま、席につこうとしません。「どうして席につかないの?」と私が聞くと、こう言い返してきました。

「ここはレストランだよね。レストランならば、ホールスタッフが席に案内してくれるはずでしょ?　スタッフがなかなか来ないから、待っているだけだよ」

つまり、飲食店Aは、アメリカの友人たちにとっては「イタリアンレストラン」として存在していたのです。

飲食店Aは、ある日突然「カフェ」から「イタリアンレストラン」に変わってしまったのです。といっても、内装やメニュー、スタッフの接客スタイルなどは何も変わっていません。お店は以前のままです。では、いったい何が変わったのでしょうか？　飲食店Aを、なぜ日本人はカフェだと認識し、アメリカの友人たちはイタリアンレストランだと認識したのでしょうか？

実はこの問いの答えに、**物理空間を自由自在に変えるための秘密**が隠されています。

この問いの答えをみなさんといっしょに考えながら、実際に飲食店Aをカフェからイタリアンレストランに変える方法（物理空間を変える方法）をお教えしましょう。

さて、カフェである飲食店Aをイタリアンレストランに変えるためには、どうすればいいでしょうか？

……真っ先に思いつくのは、きっと「店内を改装して、メニューを変え、スタッフを変え、営業スタイルを変えればいい」という、物理空間を直接的に変える方法でしょう。

では、右の質問に一つ条件を加えます。

「物理空間を変えることなく、飲食店Aをカフェからイタリアンレストランに変えてください」

……いかがですか？　物理空間を変えることなく、飲食店Aを変える。まるで禅問答のようですね。

物理空間を直接的に変えるのは大変です。カフェだった空間をイタリアンレストランにするためには、新しいメニューを考案したり、インテリアを改装したり、スタッフのトレーニングをしたり、やらなければならないことはたくさんあります。ところが、情報空間から働きかければ、カフェはあっという間にイタリアンレストランに変わります。

飲食店Aは、いうなればただの空間です。その空間を人々がどのように認識するかによって、空間の存在が決まるのです。

あなたの認識では、カフェはどのような空間ですか？　イタリアンレストランはどのような空間ですか？　それぞれ三つぐらい考えてみてください。……思いつきましたか。それがあなたにとっての「カフェの情報場」「イタリアンレストランの情報場」です。

あなたが考えたのと同じように、多くの日本人の認識には、「カフェはこういうところ」という情報場と、「イタリアンレストランはこういうところ」という情報場が、それぞれ存在しています。

わかりやすいように、記号を使って説明しましょう。

日本人の認識には、

カフェはa、b、cという条件を満たしている空間

イタリアンレストランはx、y、zという条件を満たしている空間

という情報場があるとします。

それぞれの情報場は、ほとんどの日本人に共有されているため、日本人にとっての常識となり、ただの空間である飲食店Aに入った日本人は、

「a、b、cを満たしているから、飲食店Aはカフェだ」

「x、y、zを満たしているから、飲食店Aはイタリアンレストランだ」

と瞬時に認識します。こうして飲食店Aはカフェ（もしくはイタリアンレストラン）として物理場に現れるのです。**飲食店Aがカフェである**

かイタリアンレストランであるかは、物理場が備えている機能ではなく、日本人が共有する情報によって決まるのです。

では、仮に飲食店Aがa、b、cを満たしており、「カフェ」として存在していたとします。この飲食店Aを、イタリアンレストランに変えるにはどうすればいいでしょうか。

答えは簡単です。

情報場の因果関係を変えてしまえばいいのです。
自分が認識している情報場の因果関係を書き換えて、カフェとはx、y、zという条件を満たしている空間、レストランとはa、b、cという条件を満たしている空間、とすれば、a、b、cを満たす飲食店Aは「イタリアンレストラン」として存在することになります。

情報場を書き換えると、物理空間の存在が変わる

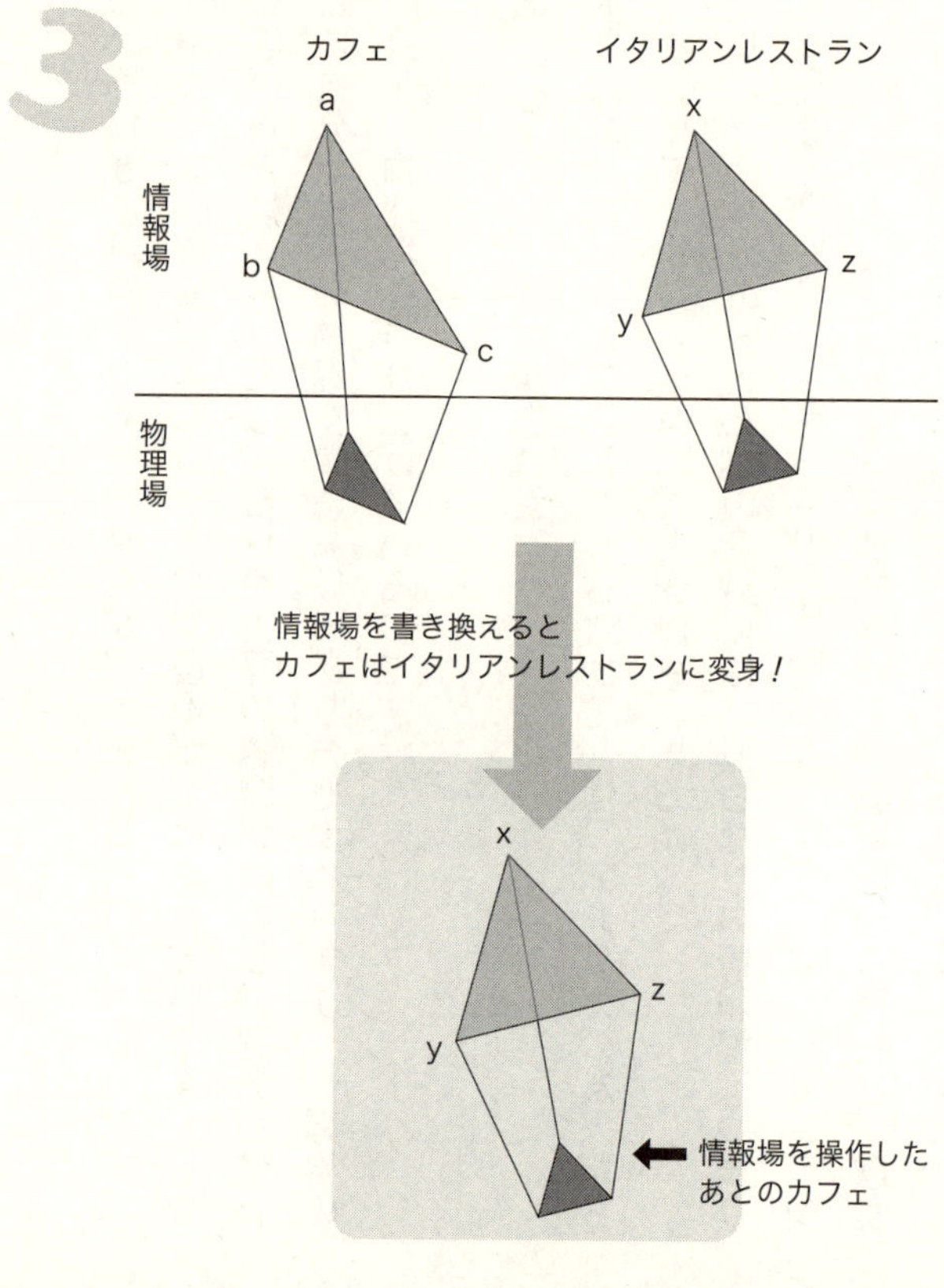

実際はそれほど単純ではありませんが、仕組みはこういうことです。自分がもっている情報場によって、物理場が定められています。自分の情報場が書き換えられれば、自分や世界の認識が変わり、認識が変わることで自分や世界の物理空間におけるあり方も変わります。情報場の因果関係が、物理場を作り上げているのです。

情報場を変えれば、物理場も変わる

日本人にとっては「カフェ」である飲食店Aは、アメリカの友人たちには「イタリアンレストラン」だと認識されました。

つまり、アメリカの友人たちの意識には、彼らなりの情報場、つまり「カフェとはこういうところ」という情報場と「イタリアンレストランはこういうところ」という情報場があり、その情報場から見れば、飲食店Aという空間は「イタリアンレストラン」として存在していたのです。

日本人の情報場とアメリカの友人たちの情報場は共有されていませんでした。だから、飲食店Aは、日本人の目にはカフェとして存在し、アメリカ人の目にはイタリアンレストランとして存在していたのです。

仮に両者のカフェやイタリアンレストランに関する情報場が共有されていれば、このような認識の違いは起こらなかったはずです。

さらにいえば、日本人ともアメリカ人ともまったく別の情報場をもつ外国人が飲食店Aを見た場合、飲食店Aはカフェともレストランとも異なる、まったく別な場所として存在する可能性があります。カフェでもレストランでもない別の空間と認識されれば、たとえば勝手に料理や飲み物の持ち込みをしたり、急に音楽を演奏しはじめたり、食事をしてもお金を払わずに出ていってしまうなど、日本人には想像のつかない行動を取るかもしれません。

目の前の飲食店Aが、カフェとして認識されるのか、イタリアンレストランとして認識されるのか、それともまったく別の空間として認識されるのか、その差は本当に微妙な情報量の差です。

情報場は過去の記憶（情報）によって生み出されますが、ちょっとした経験の差によって情報は変わり、場も変わってしまいます。情報場が変わることで、その写像である物理場も変わってしまいます。

物理空間の事象は何一つ変わっていないのに、情報空間の場の因果関係がちょっと変わるだけで、物理場は大きく変わってしまうのです。

飲食店Aの例でいえば、アメリカの友人たちは、私がひと言「日本ではこういう店もカフェだから、勝手に座っていいんだぜ」と言ったとたん、店内に入り、みずから空いている席に座りました。**私が彼らの情報場の因果をコントロールしたのです。**

同じことが、人の精神についてもいえます。

たとえば、不幸な人、うつ病の人は脳内のセロトニンが少ないことが知られています。だからといって、物理的にセロトニンの量を増やせばその人がハッピーになるかといえば、一時的にうつの症状は改善されるかもしれませんが、本質的にはハッピーにならないのです。本気でハッピーになりたければ、情報場を書き換える、つまり情報抽象度の高いところでハッピーになる必要があります。

誰もが、幸せについての自分なりの考え方をもっているはずです。言い換えれば、**「幸せの情報場」**です。たとえば、「家族がいることが幸せ」「仕事があることが幸せ」「恋人のいることが幸せ」「お金があることが幸せ」などでしょうか。そうした情報場の因果関係があるために、物理空間で家族がいない自分、仕事がない自分、モテない自分、お金がない自分を不幸だと感じ、うつになってしまうのです。

この人をハッピーにする方法は二つあります。

一つは今ある情報場の因果関係に基づいて、物理場を直接変えることです。たとえば、家族を見つけてあげたり、待遇のいい仕事を見つけてあげたり、彼女（や彼氏）を紹介したり、たくさんのお金をあげたりすることです。しかし、物理場を直接変えるのは大変な労力がかかりますし、実現させるのは困難です。どこまで満たせばいいのかもはっきりしません。この人がもし「一億円ないとハッピーじゃない」と思い込んでいれば、一〇〇万円や一〇〇〇万円あげたところで幸せになりません。

そこで、二つ目の方法です。

幸せに関する情報場そのものを書き換えてしまうのです。

たとえば、「恋人がいないと誰にも束縛されずに複数の異性と付き合えるから幸せ」「これから新しい魅力的な恋人と出会うチャンスがあるから幸せ」「自分の好きなように時間が使えるから幸せ」というように考えれば、現状は「不幸な境遇」ではなく、むしろ「幸せな境遇」になります。

またさらに、「恋人がいるかいないかは、まったく関係ない。自分の決めた夢に向かって自由に生きることが本当の幸せだ」などと、より抽象度の高い幸せの概念を情報場に書き込むことができれば、その人は、現状のなかにそれまで見えなかった幸せの兆しを発見することができるでしょう。その結果、幸福感を得て、うつ病から脱却できる可能性もあるのです。

もう一つ、情報空間の場の因果を変えることで、物理場を変えた例を紹介しましょう。

ＣｏＣｏ壱番屋は、「ココイチ」の愛称で全国展開しているカレーチェーン店です。独身男性や学生が気軽に入れる庶民的なイメージがあり、日本では広く知られた存在です。

実は、このココイチが、いまタイでお洒落な日本風のカレー店として人気を集めています。二〇〇八年にバンコクに一号店を出店して以来、すでに一一店舗を展開しています。

そもそもタイの人にとってカレーは国民食というべき存在です。そんなカレーの本場にもかかわらず、また、値段もより高めなのに、CoCo壱番屋のタイ進出は成功しています。

なぜでしょうか。

それは、彼らが、タイ人にとっての「カレー」や「外食」の情報場の因果を操作することに成功したからです。

そもそもタイでは、若い女性たちを中心に日本食がウケているという事実がありました。日本食に対して彼女たちは、お洒落でヘルシーという認識をもっていたのです。

そこで、ＣｏＣｏ壱番屋は彼女たちに向けて、日本の店舗とはガラッと趣きの異なるお洒落な店を作りました。また、出店時には彼女たちに向けた広告キャンペーンも展開しました。

その結果、ココイチのカレーは普段彼女たちが食べているカレーよりも新鮮な存在として、カレーの本場で人気店になったのです。彼女たちは「ちょっとぜいたくをしたいときに来る」と言います。

つまり、タイの若い女性たちの情報場を変えた結果、その写像として物理場にちょっとお洒落でヘルシーな人気カレーレストラン「ココイチ・タイ店」が現れたのです。

ワーク3

誰かと一緒に喫茶店に入ります。

あなたは相手が頼もうとした飲み物を、情報場をコントロールすることによって、変更させてください。

たとえば、

あなた「何、頼む？」

相手「それじゃあ、アイスコーヒー」

あなた「なんか、この店クーラー効き過ぎだよね」

あるいは、

「このあと軽くビールでも飲まない？」

あるいは、

「最近、カフェインのせいで不眠症気味なんだ」

などなど。

相手と自分が共有している「喫茶店で飲み物を頼むという情報場」や

3

相手が頼もうとした飲み物を、
情報場をコントロールすることによって
変更させてみよう。

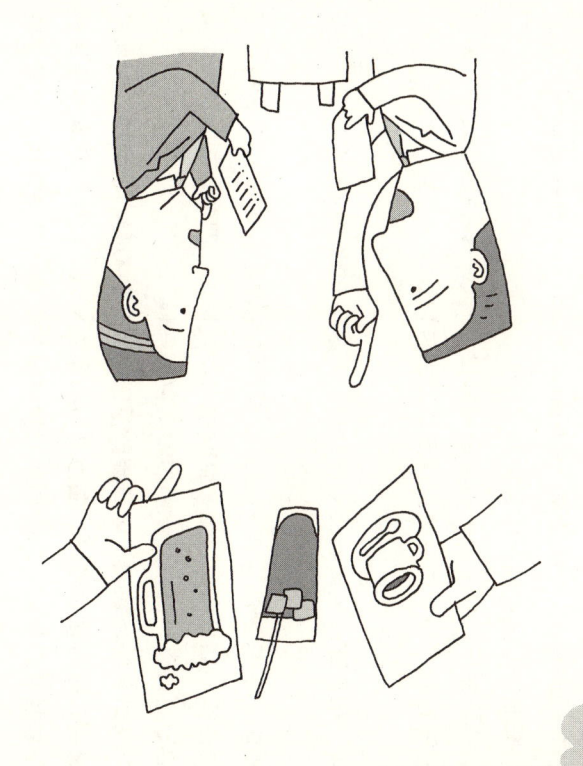

「アイスコーヒーという情報場」の因果関係をコントロールすることによって、相手の行動を変えるのです。もし相手がアイスコーヒー以外のものにオーダーを変更したら、そのことが情報場のコントロールに成功した証拠です。

以上が、情報場に働きかけることで、自分や世界を変えるということです。

情報空間の場の因果関係を正しくかつ自由自在に見ることができれば、情報空間を自由自在に書き換えることができ、自分や世界のあり方を自由自在にコントロールすることができます。

また、**より大きな影響力を物理空間に与えようと思うのなら、できるだけ抽象度の高い情報場に仕掛けることがポイントです。情報場の抽象度が高ければ高いほど、物理空間に働くエネルギーはより強く、より広**

範になります。

たとえば、仏教やキリスト教などの世界宗教を考えてみてください。「釈迦の教え」「キリストの教え」という情報場は非常に抽象度が高く、だからこそ何千年にもわたって全世界の人々に影響を与えているのであり、その教えに触れた人々のなかには人生観・生命観の根本を書き換えられるような強烈な体験をする人もいます。釈迦やキリストの教えに触れることで、絶望の淵に立っていた人が生きる希望を見つけたり、今まではまったく違う新しい生き方ができるようになるのも、彼らの教えの抽象度の高さゆえ、物理空間へ働くエネルギーの大きさゆえなのです。自分や世界を劇的に変えたければ、より高い抽象度で情報場の因果関係をコントロールすればいいのです。

ただ、問題が一つあります。

抽象度が高くなればなるほど、臨場感は弱まり、リアリティも薄れます。そうなると、情報場をコントロールすることが難しくなります。

情報場のコントロールの鍵は臨場感にあります。そこで、次章では臨場感を強めるための超瞑想法をお教えします。

第3章

情報場の操作の鍵は臨場感

――超瞑想へのステップ3「臨場感を維持する」

臨場感を覚える世界が「現実」である

臨場感について説明する前に、皆さんにご自分の身体を使った実験を一つしてもらいましょう。

まず、その場で立って上体を前屈してください。体育の時間やスポーツジムなどで行う普通の前屈です。そして、自分の手がどの位置まで届いたか、よく観察してください。足首までか、床までか、床下までかです。

次に、こんなことをイメージします。

「私の身体はゴムでできている。柔らかくてグニャグニャしている」
「骨も関節もすべてゴムでできているので、どんな形にでも簡単に曲げら

私の身体はゴムでできている……
柔らかくてグニャグニャしている……
熱でゴムがどんどん柔らかくなって、
今にも溶けそうだ……
さぁ、もう一度前屈してみよう。

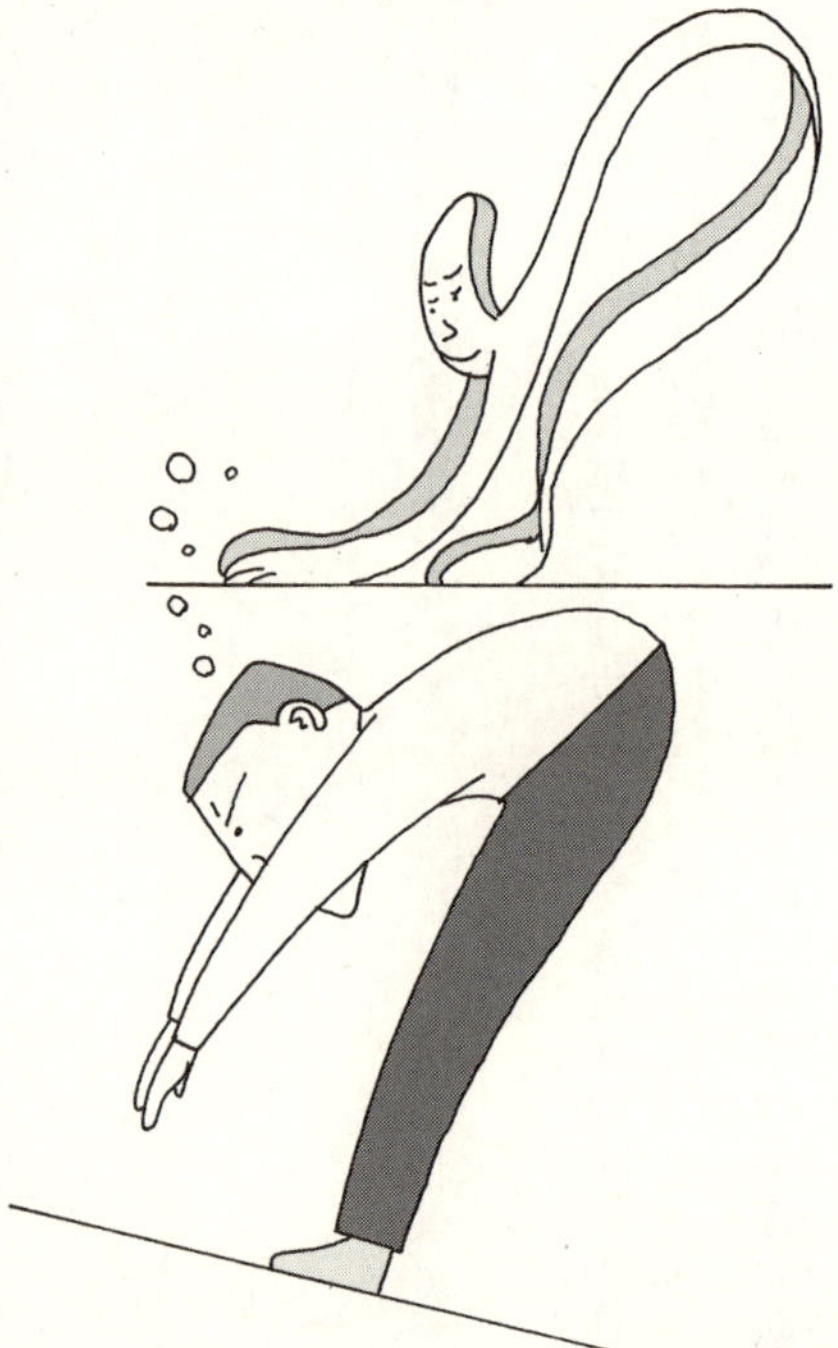

れる」

「しかも、熱でゴムがどんどん柔らかくなっていく。今にも溶けそうだ」

では、もう一度前屈してみてください。

いかがですか？

前よりもずっと深く身体が曲がったのではないですか？

――これが、「臨場感」の効果です。

一九八〇年代の終わりごろ、私はアメリカの大学で人工知能や脳の研究の一環として、仮想現実の研究をしていました。

あるとき、日本に一時帰国した私は、山手線の車内で熱心に小説を読んでいる女性を見かけました。

しばらくして、ふと女性に視線を戻したその瞬間、その女性が突然涙を流しはじめました。彼女が小説に感動して泣いていることは明らかでした。

女性は小説家が創造した架空の世界（情報空間）に臨場感を覚え、登場人物に感情移入して、涙を流していたのです。

小説という現実には存在しない世界の出来事に、物理的な存在である女性の体が影響を受けている――。

この光景を見た瞬間、私は「臨場感」と「リアル（現実）」が同一のものであることを直感的に理解しました。

小説を読んでいるときや映画を見ているとき、感動して涙を流したり、ドキドキして手に汗を握る……誰もが一度はそんな経験をしたことがあるでしょう。

小説を読んで泣いたり、映画を見てドキドキすることについて、みなさんは当たり前の出来事だと考えて、日ごろ特別に意識したことはないかもしれません。しかし、**架空の世界に臨場感を感じて影響を受けるということは、脳が進化の過程で獲得したとてつもない機能の一つなのです。**

私たち人間は、手でさわれるもの、耳で聞こえるもの、目で見えるもの、つまり物理空間の存在に、強い臨場感を感じています。

しかし同じように、手でさわれないもの、耳では聞こえないもの、目には見えないもの、つまり**実体をもたない情報空間に対しても、私たちは臨場感を感じ、強い影響を受けているのです。**

実は、脳にとってはどちらも同じことです。物理的存在であろうと、情報的存在であろうと、臨場感を感じられさえすれば、脳はそれをリアル（現実）ととらえて、生体が反応するのです。

つまり、
小説の世界に臨場感を感じているときは、小説の世界がリアル、
映画の世界に臨場感を感じているときは、映画の世界がリアル、
音楽の世界に臨場感を感じているときは、音楽の世界がリアル、
いま臨場感を感じている世界が、嘘であれ本当であれ、リアル（現実）なのです。

話を元に戻しましょう。
本章のテーマは、「物理的実体のない情報場をいかにコントロールするか」です。
その鍵が、この「臨場感」です。
臨場感が強ければ強いほど、情報場のコントロールが容易になるのです。

先ほどの前屈実験をやった方のなかでも、自分の身体がゴムでできていると本気で思えた人ほど、効果が出たはずです。

ただし、情報空間の臨場感は、物理空間の臨場感に比べれば格段に弱く、それゆえ「情報空間を自由自在にコントロールできる」と感じている人はほとんどいないと思います。

ここまでの章で、情報空間の情報因果を正しく見るための瞑想法と、自由自在に見る瞑想法をお教えしました。

あなたは自分や世界がさまざまな因果関係によって成り立っていることが「見えた」はずです。**あとは、その情報因果に「強い臨場感」を感じることができれば、物理空間でモノを動かすように、情報空間の事象に介入することができます。**

本章では、抽象度の高い情報空間で、強い臨場感を維持するためのワークをお教えします。

臨場感を維持するワーク1

過去の体験を利用して臨場感を強化しよう
「臨場感と五感のリンク瞑想」

解説

臨場感を強化するためには、知識と経験が豊富であればあるほど有利です。

たとえば、私の知り合いの著名な物理学者は「ビッグバンをこの目で見た」と言います。宇宙を誕生させたビッグバンはきわめて抽象度の高い概念です。知人の物理学者は、それを「見た」と言うのです。普通の人が聞いたら、「何を荒唐無稽なことを」と笑ってしまうか、「この人はちょっとおかしいのでは？」と疑ってしまうでしょう。しかし、彼には宇宙や惑星の発生に関する膨大な知識と経験があり、それらをもとにして宇宙誕生の瞬間も強い臨場感で体感することができているのです。

臨場感を強化するためには、知識と経験が必要です。いかに強い臨場感で抽象思考しようとしても、まったく知らない世界のことは認識できません。

とはいえ、知識・経験が少ないからといって、あきらめることはありません。人間には「ゲシュタルト能力」があるので、知らない事象であっても類似の知識や経験を駆使して臨場感を強めることができるのです。

たとえば、「ハワイにいる自分」を瞑想するとします。

実際にハワイに行ったことがあれば、そのときの知識や経験をベースにして瞑想してください。明るく澄みきった青空、広い海で泳ぐ気持ちよさ、街のざわめき、ビーチの開放感などを心のなかで再現するのです。

もしハワイに行ったことがなくても、日本の海で泳いだ経験やハワイに行った友人から聞いた話、テレビや雑誌などで見聞きしたハワイの知識があれば、強い臨場感をもって「ハワイにいる自分」を瞑想することができます。

ワーク

それでは、過去の知識や経験をベースに臨場感を強めてみましょう。

手順は次のとおりです。

ステップ1
過去の出来事から喜怒哀楽の感情を思い出し、その感情から体感を引っ張り出す

過去の出来事（実際にハワイに行った経験、もしくはそれに類似する経験）からうれしい、楽しい、気持ちいい、面白い、清々《すがすが》しいなどの感情を思い出し、次にそれらをリアルな体感として感じてください。

たとえば、楽しければ身も心も弾みます。面白いときは笑い過ぎてお腹がよじれそうになります。清々しいときは心が軽くなるように感じます。悲しいときは胸が苦しくなります。怖いときは足がすくむ感じがします。感情は、必ず何らかの体感を伴います。難しく考えず、感情に伴う体感を素直に思い出すのです。

ステップ2
体感を少しずつ強化する

ステップ1で引き出した体感のままでは抽象度が低く、ステップ3にうまく移行できません。そこでこのステップ2では、体感を少しずつ強化します。

体感や感情をいきなり二倍、三倍にするのは難しいですが、人間の無意識はあまり賢くないので、一割増しぐらいならば簡単にできます。まずはちょっと一割増しぐらい強めて、それができたらさらに一割増し、と徐々に強めていきましょう。「うれしい」はもっとうれしく、「楽しい」はもっと楽しく、といった感じです。

体感が一割増しになるたびに、抽象度も少しずつ上がっていきます。二倍、三倍ぐらいに強化できれば、体感はかなり抽象化されています。

引き出した体感を少しずつ強化しよう。
「うれしい」はもっとうれしく、
「楽しい」はもっと楽しく。

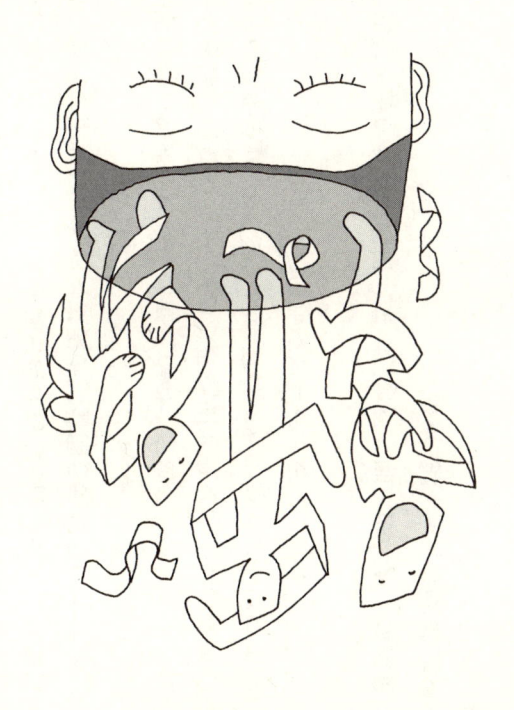

ステップ3
体感を色や音、触感などで表現する

強化した体感を、次は色、音、におい、味、皮膚感覚など別の感覚に書き換えます。

この書き換えには決まったルールはありません。「楽しくて身も心も弾んでくるような体感は、赤い色」「面白くてお腹がよじれそうな体感は、ピンポン玉が跳ねる音」「清々しさで胸がスーッとする体感は、ミントのにおい」など、自分が感じるままに書き換えます。

このとき、もともとの感情の臨場感も維持するように意識してください。先ほどの例でいえば、「赤い色を思い浮かべると、身も心も弾んでくる」「ピンポン玉の跳ねる音をイメージすると、お腹が苦しくなるほど笑えてくる」「ミントのにおいを感じると、心がスーッと軽くなる」というように、臨場感と五感による書き換え情報がリンクするようにするのです。

余裕が出てきたら、ステップ3の状態でさらに臨場感を一割ずつ強めていくといいでしょう。色をどんどん濃くしたり、音を大きくしたり、香りを強くするだけで、簡単に強めることができます。

このトレーニングを繰り返すことで、抽象度の高い情報空間で強い臨場感を維持するコツを身につけることができます。

臨場感を維持するワーク2

空を体感しよう「般若心経瞑想」

解説

抽象度の高い情報空間で強い臨場感を維持するためのトレーニングとして、言語化された物語を使う方法があります。物語には、古今東西の文学作品のほか、宗教の教典も含まれます。仏教のさまざまなお経やキリスト教の聖書、イスラム教のコーランなどです。

物語を使った瞑想は、抽象度を上げたときにも強い臨場感を維持しやすいというメリットがあります。**言語によって描かれたストーリーを読むことで、そのストーリーを実際に体験したかのように、同じ効果を脳に与えることができるからです。**

また、言語化されているため繰り返し読むことができるので、脳内で何度でも同じ体験を繰り返し、瞑想空間の臨場感を強化していくことができます。

注意しなければならないことは、どのような物語でも臨場感のトレーニングに使えるわけではないということです。瞑想に適した物語と適していない物語があるのです。瞑想に適した物語の条件は、「他人が作った抽象度の高い情報空間であること」です。

注目してほしいのは、「他人が作った」と「抽象度の高い」という点です。

そもそも自分で作った物語では瞑想はできません。自分の作った物語で自分勝手なイメージをいじくりまわすのは、ただの妄想です。超瞑想のトレーニングにはならないのです。

音楽を例にとるとわかりやすいかもしれません。どんな前衛的なことをやる音楽家も、大前提として音楽の基本ルールである楽典を学ぶ必要があります。楽典を学び、音楽の世界の基本的な方法論を理解してはじめて、そのルールを超える前衛を表現できるのです。自分勝手に音を鳴らしているだけでは、ただの音の連なり、もしくはノイズであり、そもそも音楽にはなりえません。

さらに、「他人が作った」物語のなかでも、「抽象度の高い」ものを選ばなければなりません。抽象度の低い物語で他人の情報空間を共有してコントロールできるようになっても、超瞑想のトレーニングとしてはあまり意味がないのです。

たとえば、現代のベストセラー作家の小説が瞑想の道具として適しているかどうかも、作家の抽象度次第です。ミリオンセラーの作家でも抽象度が低い人はいますし、たいして売れていない作家でも高い抽象度を維持している人がいます。

また、他人が作った物語のなかには、読む人を自分の都合のいいように洗脳しようという意図が込められたものがあるので注意が必要です。

たとえば、カルト教団で使われるような教典は、表面的には抽象度の高い教えを授けてあなたを幸せに導いてくれるように見えますが、実際にはあなたを洗脳して教祖の思いどおりに動く人間に仕立てようという目的で書かれているものが多いのです。自分のために人々をコントロールしたいという抽象度の低い我欲から生み出された物語には、あなたを洗脳し束縛するための仕掛けが施されているので、その物語に描かれた情報空間に強い臨場感をもたないほうが賢明でしょう。

本書では、もっとも安全性の高い物語、つまり仏教のお経や聖書など人類が長く受け継いできた物語を使うことをおすすめします。

ワーク

お経は釈迦が説いた教えを記録した、あるいはそれを元にしたテキストで、さまざまなお経が現在まで伝わっています。

本章のワークでは、サンプルとして『般若心経《はんにゃしんぎょう》』の一節を使って、情報空間で強い臨場感を維持するための方法をお教えします。

『般若心経』は、空の思想を説くものですから、本書には特にふさわしいでしょう。

ところで、お経を読むとき、ただ単に「南無阿弥陀仏《なむあみだぶつ》」などと唱えればいいと思っている人が大勢いますが、それでは瞑想になりません。

一つ一つの言葉、さらには物語全体に、どのような情報（書き手のメッセージ）が込められているのかを、強い臨場感をもって認識できてこそお経瞑想は意味をもちます。

では、どうすればお経に描かれた情報空間を強い臨場感をもって認識できるのでしょうか。手順は次のようになります。

1. まずは、一つ一つの言葉の意味や、言葉のなかに描かれている世界を瞑想します。

2. 一つ一つの言葉のイメージができたら、複数の言葉のイメージをつなげて統合します。つなげて統合することで、一つ上の抽象度のイメージを作ることができます。

3. イメージの統合を繰り返して、抽象度の階段を一段一段のぼって

いきます。最終的にお経に描かれている世界全体が、統合された一つのイメージとして瞑想できるまで繰り返します。

それでは、実際に『般若心経』の冒頭の一節を使って説明しましょう。

『般若心経』の冒頭は以下のとおりです。

「観自在菩薩《かんじざいぼさつ》 行深般若波羅蜜多時《ぎょうじんはんにゃはらみったじ》 照見五蘊皆空《しょうけんごうんかいくう》」

では、一つ目の文節の意味を見ていきましょう。

「観自在菩薩」

↓

「観」と「自」と「在」と「菩薩」という一語一語のイメージを作っていきます。「自在」とは、荒了寛大僧正によると、「自分の在るところ」「自由自在」という二つの意味があります。だから「観自在」は「自分のいるところを見なさい」と「自由自在に見なさい」ということです。「菩薩」は「悟りに向かって修行中の人」という意味で、自らの悟りと人々の救済のために働くことを同じレベルで実践した人のことです。

観自在菩薩は、止観瞑想に秀でた菩薩だったのでしょう。観自在菩薩をイメージしながら、先入観、既成概念、知識による思い込みなどをすべて捨て去り、自分自身とその周囲を見つめることが、「般若心経瞑想」のスタートです。

この続きは、拙著『一生幸福になる超訳般若心経』（学研パブリッシング刊）をご一読ください。同書では、私が『般若心経』を精読し、一つ一つの言葉の意味を詳しく解説しています。

般若心経瞑想を実践すると、止観瞑想に秀でた菩薩が、深い縁起の瞑想に成功して、人間のすべての営みが空であることを見極めたというイメージが、あなたの頭のなかにでき上がってくると思います。

そのときの菩薩の気持ちはどうだったのか？
どのようなことを感じて、何を思ったのか？
空を見極めるとはどのような体感なのか？
……具体的に自分の体感を使いながら、細かく瞑想してください。

個々の言葉の臨場感を維持したまま、個々の言葉のイメージを統合していくことで、強い臨場感を維持しながら抽象度の階段を上がっていくことができ、最終的に抽象度の高いお経の世界全体を、強い臨場感で瞑想できるようになります。

ちなみに、お経瞑想をするとき、もし言語だけではうまく臨場感を強めることができないならば、「仏像」「曼茶羅《まんだら》」などの道具を使ってみる手もあります。

仏教には、「仏像」や「曼茶羅」をはじめ、さまざまな道具がありま す。これらはすべて瞑想するために、つまりお経に描かれた情報空間に強い臨場感をもつために発明された道具です。

たとえば曼茶羅は、お経の世界を絵というビジュアルで描くことで、臨場感を強めようとしたものです。描かれている絵には一つ一つストーリーがあります。その絵を手がかりに仏や菩薩のストーリーを強い臨場感をもって瞑想していくことが、曼茶羅を使った瞑想法です。

仏像も同じです。目の前に仏や菩薩の姿をかたどった立体的な像があ

仏像は、お経の世界を強い臨場感で
瞑想するための手がかりだ。

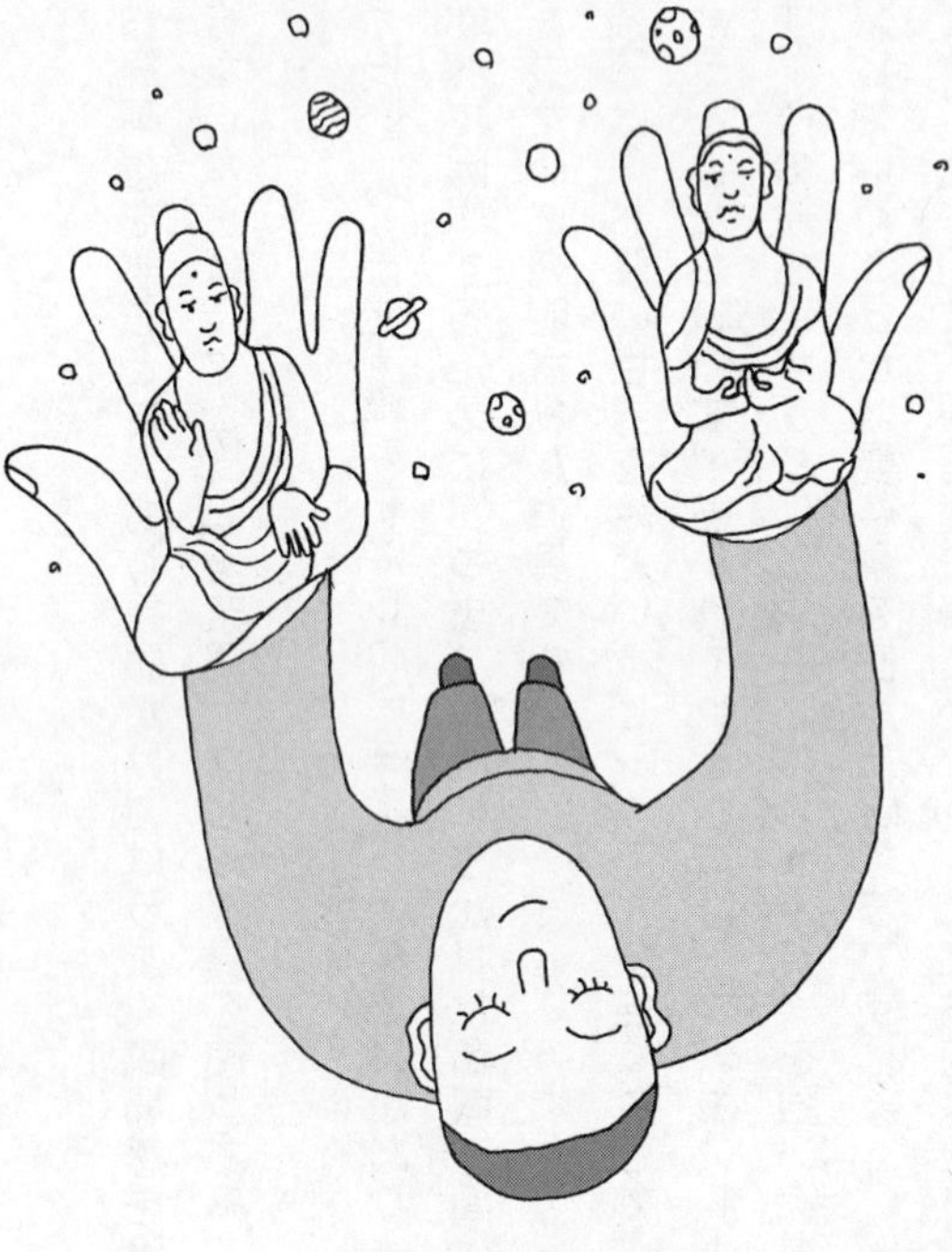

ることで、仏や菩薩の存在を強い臨場感をもって瞑想することができます。

また、金剛杵《こんごうしょ》やシンギングボウルなど密教系の法具類も、臨場感を強める道具、心を制御する道具として使うことができます。

繰り返しになりますが、お経瞑想で大切なことはお経の世界を強い臨場感をもって瞑想することです。お経そのものに力（ご利益）がないように、仏像や曼荼羅、各種法具そのものには何の力もありません。「この仏像、この法具にはご利益がある」といって信者に高額で売りつける宗教組織は、仏教の教えに背く、ただのカルト教団です。お経も仏像も曼荼羅も法具も、すべては瞑想のため、瞑想空間の臨場感を強めるための道具にすぎないのです。

2

力があるのは、超瞑想に成功したあなた自身です。

華厳経瞑想は強烈なアファメーションにもなる

どのお経でも瞑想はできますが、もっともおすすめしたいのが『華厳《けごん》経《きょう》』です。

『華厳経』といわれてもいまいちピンとこない人は、有名な奈良の大仏を思い出してください。この大仏は、正式名を「毘盧遮那仏《びるしゃなぶつ》」といい、実は『華厳経』の世界をあらわす仏なのです。『華厳経』は、三世紀ごろに中央アジア（西域）でまとめられ、その後日本にも伝来しました。奈良時代には華厳宗が成立し、奈良の大仏がある東大寺は華厳宗の総本山として今日まで栄えています。

数ある仏教経典のなかでも『華厳経』は、大乗仏教の深い哲学思想を述べたものとして有名で、菩薩行の実践を強調しています。

『華厳経』の内容をひと言で言い表すのは難しいのですが、最大の特徴は描いている世界のスケールのデカさです。時間と空間を超越したものすごく壮大な宇宙サイズの物語は、読んでいると銀河系のすべてのものがまるで豆粒のように感じられます。科学では宇宙が誕生して一三六億年としていますが、その年月が一瞬のように感じられます。壮大さ、スケールのデカさでいえば、古今東西のどんな宗教の教典もかなわないでしょう。

『華厳経』が壮大な物語のなかで説いているのは、「事事無礙《じじむげ》」「法界縁起《ほっかいえんぎ》」の思想です。事事無礙の「事」とは現象もしくは現象界の事物、「無礙」とは物質的に場所を占有しないことです。

つまり、「物事は一つ一つお互いに異なって排除しあうのではなく、溶け合ってとどこおるところがない」という意味です。

法界縁起とは、個別的に見える事象と事象は、けっして無関係ではなく、真理の世界（＝法界）では相互に依存して助け合いながら存在しているということを意味しています。

『華厳経』を読めば、あなたという一人の個体がこの宇宙のすべてと無限の相互関係のなかにあることがわかります。

こうした壮大な華厳の世界観を「重重無尽《じゅうじゅうむじん》」ともいいます。

無限に重なりあう世界は、いうなれば**「たくさんのミラーボールの世界」**です。一個の存在は全面反射のミラーボールであり、お互いがお互いの球を映しあっています。一つのミラーボールに宇宙のすべてが映り込み、その映り込んだミラーボールがほかのミラーボールにも映って……とすべての存在がつながりあいながら、果てしなくはるか彼方まで広がっている世界が、華厳の世界なのです。

より壮大で抽象度の高い物語のほうが、瞑想のトレーニングには効果的です。その観点からいえば、数あるお経のなかで『華厳経』が最適なのです。

『華厳経』をすすめる理由はほかにもあります。華厳経瞑想は強烈なアファメーション（自分に対する肯定的な暗示）になるということです。

『華厳経』の最後の部分に「入法界品《にゅうほっかいぼん》」という物語があります。分量的には『華厳経』の大部分を占めています。話の内容は、善財童子《ぜんざいどうじ》という少年が五三人の人々を訪ねて、悟りの道を追求するというものです。五三人のなかには、文殊菩薩や観世音菩薩、弥勒菩薩などのすぐれた菩薩もいれば、釈迦の弟子たち、修行僧や尼僧、少年少女、医師、長者、金持ち、商人、黄金工、船を操る人、仙人、バラモン、国王、隷民、遊女など、さまざまな階級、職業の人々が登場します。善財童子はその一人ひとりに、「仏の世界とはこういうところ」という話を聞いて回るのです。

たとえば、二五番目に会った尼僧は善財童子にこう語りかけます。

「ここから南方に行くと険難という国があります。その国の宝荘厳という都市に、ヴァスミトゥラーという名前の一人の女人がいるから、彼女のところに行って教えを聞いておいで」

そこで善財童子はその女人を訪ねます。その女人は見事な美しい姿かたちをしていました。善財童子はその女人にこう問いかけます。

「私は悟りに向かう心を起こしたけれども、どのように実践したらいいのかわかりません。どうすればいいのか教えてください」

すると、女人は「私はすでに『離欲実際』という教えを身に受けて完成しています」と言い、離欲実際のための方法を語りはじめます。ちなみに「離欲」とは欲を離れること、「実際」は究極の真実という意味です。

このように善財童子は、まるでロールプレイングゲームのように、五三人を訪ね歩き、一つ一つ教えを受けていきます。それぞれの人に会い、教えを受けるごとに、レベルアップをしていく感じでしょうか。「入法界品」は、仏の世界、悟りの世界に入るためのプロセスを描いている物語です。十法界でいうところの菩薩の世界、仏陀の世界のことです。餓鬼や畜生といった下のほうの世界についてはほとんど語っていません。抽象度の高い世界を徹底して描いています。

超瞑想力を獲得するためには、高い自己イメージをもつことが重要です。エフィカシー（自分の能力に対する自己評価）が低いまま超瞑想をしても、抽象度の高い情報場を臨場感をもって操作することはできません。その点でも、「入法界品」は、理想的なセルフコーチングになります。「入法界品」を読む人は、善財童子が悟りの世界に近づいていくプロセスを臨場感をもって瞑想することで、善財童子と同じ教えを五三人の人々から受けることができます。その教えは、菩薩や仏陀レベルの教えです。

「入法界品」を読み、強い臨場感をもって瞑想することが、「自分は菩薩や仏陀と同じである」という強烈なアファメーションになります。それゆえ、私は読者に『華厳経』をすすめるのです。

臨場感を維持するワーク３

架空の世界を使って臨場感を強めよう「スターウォーズ華厳瞑想」

解説

お経や聖書にいまいち関心をもつことができないという人は、マンガや映画を使って瞑想しましょう。

昔の日本人にとってお経は身近なものでした。また、キリスト教の国では今でも聖書はとても身近な書物です。しかし、日本に住む多くの現代人にとっては、お経も聖書も少々縁遠いものではないでしょうか。

ならば、自分たちにとってもっとも身近なメディア、たとえばマンガや小説、映画を使って臨場感を強めるのもアリなのです。自分や世界を変える力をもっているのは、お経や聖書ではなく、あなた自身の心です。その大原則さえはずさなければ、どんな道具を使って瞑想してもかまいません。

もちろん瞑想の道具として使う小説や映画は吟味しなければいけません。どんな物語を選ぶべきかは、すでにお話ししました。

たとえば、手塚治虫の漫画『ブッダ』を読めば、釈迦の教えを強い臨場感でもって瞑想できるかもしれません。

映画でいえば、個人的におすすめなのは七〇年代にスタートした大人気SF映画「スターウォーズ」です。「スターウォーズ」が描いているのは、実は華厳の世界です。架空の銀河を舞台にした壮大な物語のなかに、釈迦の教えがちりばめられています。

ここでは「スターウォーズ華厳瞑想」と名づけて、「スターウォーズ」を使って瞑想する際のポイントをお教えします。

ワーク

「スターウォーズ華厳瞑想」は、お経瞑想と同じく、一つ一つのシーンに描かれている情報に意識を向けて、臨場感を強めることが大切です。特に、物語の背後にある華厳の世界観に留意する必要があります。

強い臨場感を維持したまま瞑想することができれば、「あなたの情報場」と「華厳の世界の情報場」に関係性が生じて、「あなたの情報場」を書き換えることができます。

それでは、「スターウォーズ」の物語のなかで描かれている華厳の世界観について、いくつかポイントを挙げてみます。

◎フォースとは「心の力」

主人公をはじめとしたジェダイの騎士たちが使う「フォース」という超能力。あれは「心が生み出す力」のことです。

◎ダース・ベイダーは「十法界」

帝国軍のダース・ベイダーの描き方。エピソード4～6では彼はフォースの暗黒面に落ちた悪役として描かれますが、もともとは（エピソード1～3では）心優しき優秀なジェダイの騎士アナキン・スカイウォーカーでした。彼は、愛する者を守りたいという情動にとらわれた結果、怒りや憎しみに心を支配されてフォースの暗黒面に落ちてしまいます。

しかしエピソード6で、息子であるルーク・スカイウォーカーが銀河帝国皇帝に苦しめられる姿を見て、再び善の心を取り戻し、息子を苦しめる皇帝を自らの手で倒します。ダース・ベイダーのなかには善の心も悪の心もあったのです。彼自身がどちらを選ぶかによって彼の生き方が変わるということであり、それは十法界と同じ考え方です。

◎ヨーダやオビ＝ワン・ケノービは「観音様」

エピソード４〜６でルークを導く存在としてオビ＝ワン・ケノービやヨーダが登場します。彼らは物理世界でルークを導くだけでなく、自らが死んだ後も時空を超えてルークに語りかけ、彼を導こうとします。オビ＝ワンやヨーダは、いつでも仏陀になれるのに、人々を導くために現世にとどまっている観音様のような存在です。

エピソード６の最後のシーンでは、善の心を取り戻したダース・ベイダー（アナキン・スカイウォーカー）が、ヨーダ、オビ＝ワンとともに観音様のような存在として登場します。どれだけ悪いことをしても、心を入れ替えれば、すべての人が救われますよという結末は、いかにも大乗仏教的です。

ほかにも、宇宙空間をワープして一瞬でほかの場所へ移動するシーンがありますが、ワープはまさに瞑想のパワーですし、ルークが恐怖に向き合うシーンも仏教的な描かれ方をしています。「スターウォーズ」が華厳の世界をあらわしている証拠は、挙げればきりがないくらいです。

とはいえ、西洋人が作った映画ですから、すべてが仏教的ではありません。典型的なのが、帝国軍の宇宙要塞デス・スターが星一つを丸ごと破壊してしまうシーンや、共和国軍がデス・スターを破壊してしまうシーンです。まるで天罰のように一気に人を殺してしまうのは、西洋的といえるでしょう。

これらのシーンを除けば、大筋は仏教的で、華厳瞑想の道具としてはいい映画だと思います。

「マトリックス」や「インセプション」でナートマン瞑想

「スターウォーズ」を瞑想の道具として使う方法を紹介したので、ついでに最近の映画で瞑想に向いているものを紹介しておきましょう。「マトリックス」と「インセプション」です。

この二本の映画は、華厳瞑想ではなく、第2章で紹介したナートマン瞑想に使えます。

「マトリックス」は、宇宙は心が作っているという「唯識」の世界観を表現しています。

主人公のネオは、平凡に生きている〝現実〟が、実は巨大なコンピュータに支配され眠らされている世界、つまりただの夢に過ぎないということを知ります。その上で、そのかりそめの〝現実〟に戻ったとき、ネオはスーパーマンのような力を手にしています。

なぜそんなことができたのかといえば、〝現実〟は自分たちの心が生み出した空間であり、そのことに気づいたうえで心をコントロールすれば、〝現実〟もコントロールできることを悟ったからです。

夢から醒め、その上であえて夢のなかに戻っていったから、彼は救世主となることができたのです。

夢からいったん醒めて、その後人々に「夢だよ」と教えるために夢に戻った人が「悟った人」。釈迦がまさにそうです。「マトリックス」という映画は、そのことを強い臨場感で教えてくれます。

しかし、「マトリックス」の限界は、頭からプラグを抜いて〝現実という夢〟から醒めたときの現実世界はリアルだと描いていることです。

だから、本当の現実では、ネオは超能力など発揮できない無力な存在となっています。

この「マトリックス」の限界を超えたのが、「インセプション」です。「インセプション」では、主人公たちはターゲットの夢のなかに入り込んでいきます。しかも夢にはいくつもの層があり、より深い層に仕掛けると、上の階層の人格に深い影響を与えるという設定です。

物語の最後で、主人公たちは夢の深い階層から脱出して、現実世界に戻ります。劇中の人物たちは夢の世界でのミッションが終わり、ほっとした表情です。

しかし最後の最後のシーンでこの映画は、現実だと思われた空間も実は夢であるかのような終わり方をします。当然、劇中の主人公はそのことに気づいていません。気づいたのは観客だけです。

「マトリックス」は、一応「リアルな現実世界は存在する」という世界観で描かれています。しかし「インセプション」は、「あなたがリアルだと思っている世界も、実は夢かもしれないですよ」という暗示を残します。

仏教的にいえば、「インセプション」に描かれている世界のほうがより抽象度が高いといえるでしょう。

「インセプション」を見ながら瞑想すれば、仏教のナートマンの教えを強い臨場感をもって知ることができるのです。

臨場感を維持するワーク４

抽象度を圧倒的に上げながら臨場感を強めよう「六本木ヒルズ瞑想」

解説

もう一つ、抽象度を圧倒的に上げたいときに有効な瞑想の方法をお教えしましょう。

それは以前、拙著『洗脳護身術』（三才ブックス刊）に書いた「六本木ヒルズ瞑想」です。

物理空間に存在する建物である六本木ヒルズを瞑想に使うことで、瞑想空間の臨場感を強めようという狙いです。

六本木ヒルズ瞑想と呼んでいますが、別に「六本木ヒルズ」でなければダメということはありません。「丸の内」でも「東京ミッドタウン」でもいいし、最寄りのビルやショッピングセンターでもかまいません。大切なのは、物理空間に存在する実際の建物を瞑想に使うことです。

ワーク

瞑想の手順は次のとおりです。

1．六本木ヒルズの情報を集める

実際に六本木ヒルズに足を運んで、それぞれの建物の色、質感、歩き心地、雰囲気などを細かく観察して記憶します。

続いて、ビルの案内所に置いてある施設案内図を手に入れて、それを見ながら六本木ヒルズの立体的な状態を瞑想します。

曼荼羅を使う瞑想では、平面的な曼荼羅を凝視しながら、立体的な曼荼羅の世界を瞑想します。六本木ヒルズ瞑想も同じことです。六本木ヒルズの平面図を見ながら、横から、下から、上から……と、どの方向からでも再現できるように、完璧に脳内でビジュアル化します。

2．六本木ヒルズを頭のなかで再現する

地図を見ながら瞑想できるようになったら、今度は記憶だけで六本木ヒルズの細部を立体的に瞑想します。

最初は、実際に歩いたり見たりしたところを、できるだけ正確に再現します。

次に、訪れてはいないが、その空間に確実にあるものを瞑想空間でビジュアル化します。

その際、自分自身を瞑想空間に登場させると、やりやすいでしょう。たとえば、瞑想空間のなかで、一つ一つのレストランを訪れて食事をしてみたり、ギャラリーを観覧してまわったり、ショップで買い物をしてみたりしてください。

さらに目に見える場所だけではなく、目に見えない場所も再現します。ビルの鉄骨、地中深く刺さっている土台、建物に使われている大理石の結晶の状態など、細部まで徹底的に瞑想して正確にイメージしてください。

3. 脳内で再現した六本木ヒルズのイメージを五感に変換する

瞑想空間で臨場感をもって六本木ヒルズをイメージできるようになったら、瞑想空間の六本木ヒルズを色づけしたり、音や触感をつけたり、五感の感覚に変換して体感できるようにします。

六本木ヒルズを頭のなかで再現しよう。

4

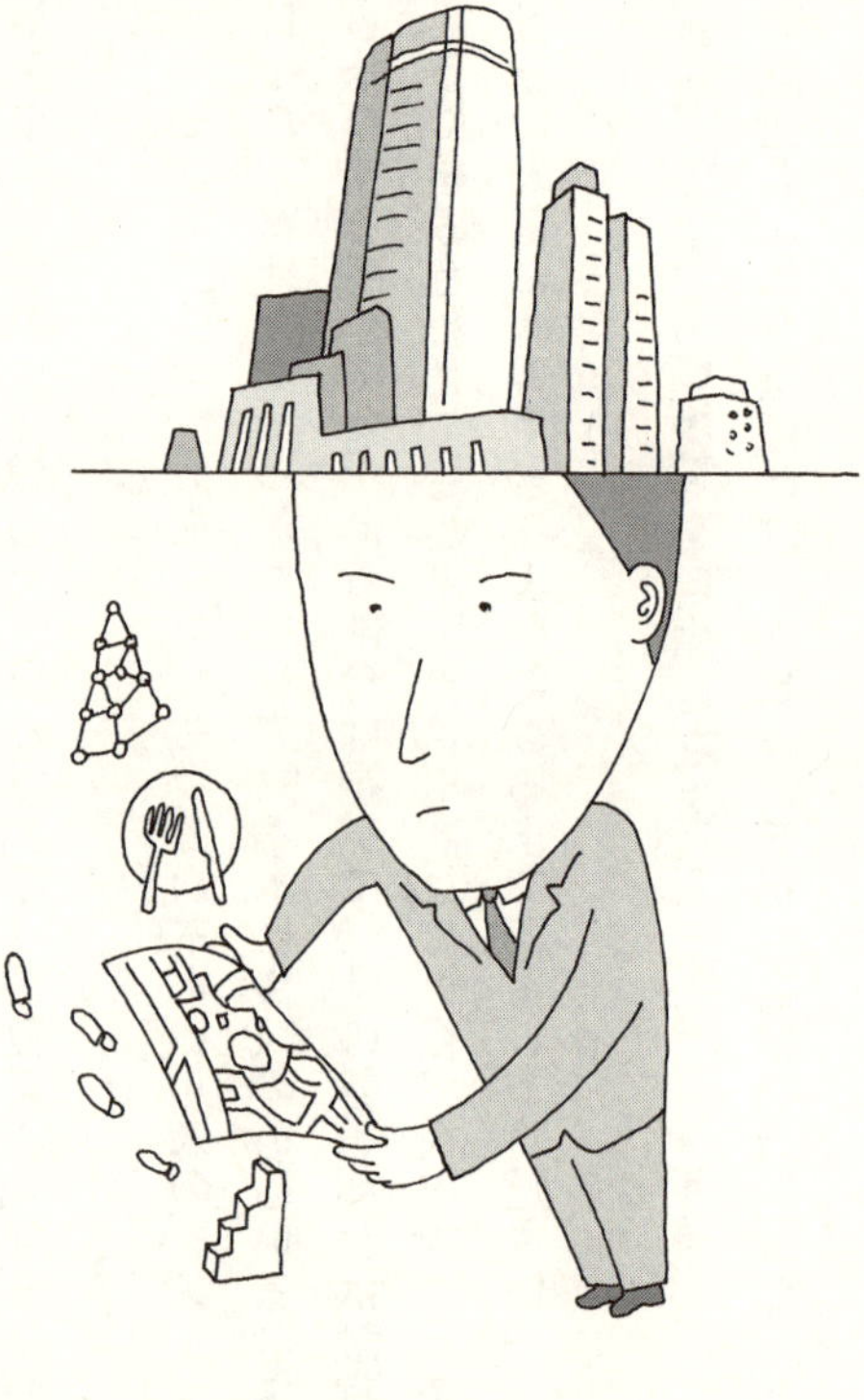

さらにイメージした色を音に、聞こえた音を触感やにおいに、触れた感覚を音や色に、と実際に体験した五感とは異なる感覚で表現する練習をします。

たとえば、ミュージシャンになったつもりで六本木ヒルズのイメージを音楽にしたり、料理人になったつもりで六本木ヒルズのいろいろな場所を味にしたりする感じです。ある部分は視覚で、別のある部分は触覚でというように組み合わせてもかまいません。とにかく、六本木ヒルズを好きな五感で細密に表現できるようになるまで練習してください。

4. 瞑想空間の六本木ヒルズを自由自在にコントロールする

最後に瞑想空間に作り上げた六本木ヒルズを自由自在にコントロールします。

色を変えたり、ビルの高さを伸ばしたり、床の質感を硬くしたりします。思い切って、無人のときにビルを爆発させて壊してみてもいいです。

さらにそれらを高速で動かしてみてください。

体験がリアルに感じられるまで練習してください。六本木ヒルズを音のイメージでとらえているときにビルを破壊すれば、それこそすさまじい轟音が鳴り響くはずです。

第4章

インプリメンテーション（実装）

最後に必要なのは、物理空間での知識

ここまでの章で、

「情報空間の場の因果関係を
正しく見る
自由自在に見る
強い臨場感をもつ」

超瞑想法を学んできました。

瞑想によって情報場の因果関係を書き換えれば、その情報因果は情報空間から物理空間へと影響を与え、物理空間で現象化します。

情報因果を自らコントロールすることで、世界や自分を思いのままに書き換えることができるのです。

本章では、そうした超瞑想法の最後の仕上げにあたる**「インプリメンテーション（実装）」**についてお話しします。

私はここまで、「瞑想すれば（情報場をコントロールすれば）、物理空間で現象化する」とお話ししてきました。このプロセスに間違いはありません。ただし、物理空間で現象化するには、一つの条件があります。

それは**「物理法則の制約」をふまえることです。**

物理法則の制約がほとんどない場合については、情報因果の影響がスムーズに物理空間へと流れて現象化します。トラウマが脳神経の傷となり、病気へと発展していくのは、こちらのケースに当たります。

逆に物理法則の制約が大きい場合は、情報因果を物理空間に落とし込む

ときに、物理空間での仕上げの作業が必要になります。それが「インプリメンテーション（実装）」です。

インプリメンテーションを行うことで、あなたが超瞑想によって作り上げた壮大な情報因果宇宙が完成され、この世界や自分が思いどおりに動き出します。

情報因果を物理空間に実装するときに**不可欠なものは知識**です。物理法則に関する知識だったり、何かものを作るための知識だったり、人間社会の仕組みに関する知識だったり、物理空間の事象に関わる広範で専門的な知識です。

超瞑想力は、物理空間のインプリメンテーションとセットになってはじめて、この世界や自分を書き換えるための圧倒的なパワーをもつのです。

インプリメンテーションの重要性については、コンサルティングとコーチングの違いを例に挙げて説明しましょう。

経営コンサルタントは、たしかに瞑想力にすぐれています。クライアント企業やマーケットの状況（情報）を高い抽象度で分析し、情報因果を組み立て、相手が抱えている問題を解決するための斬新な経営プランを提案できます。

ところが、彼らはあくまで外部の人間であり、クライアントや業界に関する具体的な知識量が足りていません。

たとえば、かつて三菱銀行に来た外資系経営コンサルタントは、三菱銀行のトップに「三菱の名前をやめろ」と提案したそうです。

たしかに社内の人間では絶対に思いつかないような、まさにスコトーマになっていたプランですが、経営陣は決断できなかったようです。

経営コンサルタントは社外の人間ですから、インプリメンテーションを行う具体的かつ実際的な知識が豊富ではありません。だからつねに問題解決ができるわけではないのです。

一方、コーチングの場合は、クライアントのスコトーマをはずしたり、情報因果を組み立てるサポートはしますが、スコトーマをはずすのはクライアント自身です。なぜならば、**圧倒的な知識量をもつクライアント本人のほうが明らかに実装力があり、実際に問題を解決できる可能性が高いからです。**

世界を変えた偉人たちは、実装力にすぐれている

人類の歴史に名を残す科学者や政治家、経営者たちは、物理世界に数々の変革をもたらしました。**彼らが物理世界のあり方や人々の意識を変えることができたのは、超瞑想力と実装力にすぐれていたからです。**

彼らは超瞑想を実践することで、目指すべき未来がはっきりと見えていましたし、その未来を現実のものとするための情報因果も見えていました。

そして、情報因果を物理空間に落とし込むための圧倒的な知識をもっていました。

だからこそ、彼らは世界や自分を思い描いたとおりに変えることができ

たのです。

たとえば、日本を代表する企業であるソニーの創業者といえば、日本屈指の名経営者といわれる井深大《まさる》さんと盛田昭夫さんです。

井深さんと盛田さんの偉大さは、ソニーという巨大グローバル企業の礎《いしずえ》を築いたことではありません。物理空間における結果は根本的なことではないのです。

彼らが世の中に大きな影響を及ぼす偉大な経営者になれたのは、情報空間の場の因果関係を見極めて、変えようとしたからです。

ソニーの代表的な発明品といえば、日本初のテープレコーダーやトランジスタラジオです。彼らは「テープレコーダーやトランジスタラジオで一儲けしよう」という抽象度の低い思考ではなく、「世の中を変えてやろう」という抽象度の高いビジョン、大きな志をもっていました。まずは

「世の中を変えてやろう」というビジョンがあり、そのビジョンを実現するために情報空間に働きかけて情報因果を組み立てていったのでしょう。そして、その情報因果を物理空間に落とし込むためのインプリメンテーションとして開発されたのが、テープレコーダーやトランジスタラジオだったのです。

井深さんの技術者としての圧倒的な専門知識があったおかげで、テープレコーダーやトランジスタラジオを物理空間に実装することができました。こうして壮大な情報因果の道筋が完成し、ソニーという企業は井深さんや盛田さんが思い描いたであろう大企業へと発展することができたのです。

また、ソフトバンクの創業者・孫正義さんにとってのインプリメンテーションは、ソフトウェア流通事業への参入でした。ソフトウェア流通事業への参入をきっかけに、ソフトバンクは事業を拡大させ、現在のような電気通信、インターネット関連、出版社、プロ野球チームなどを傘下に擁する巨大企業に成長することができたのです。

孫さんの場合、特筆すべきは、ソフトウェア流通事業を選ぶまでに二年間もかかっていることです。自ら開発したポケットコンピュータを二億円でシャープに売ってから、ほぼ二年間は「見ること」に徹していたそうです。当然、ほかの社員は不安になります。まわりからは、社長は何もせずに資産を食い潰しているようにしか見えないからです。

しかし、孫さんは瞑想空間でありとあらゆる因果関係を徹底的に見て、思考実験を繰り返していました。物理空間に落とし込むまでに、情報因果を一つ一つ検証したわけです。そして二年間見続けた結果、「これだ！」とソフトウェア流通事業への参入を決めたのです。

すぐれた経営者の行動は、傍から見るとどこか直感的な印象を受けます。インタビューなどでも「自分は運がよかっただけ」「時代が追い風になった」といったコメントを残している人がいます。しかし、物理空間での成功は、けっして直感や運によってもたらされたものではありません。彼らは瞑想によって情報空間の因果関係を徹底的に検証し、自分がめざす抽象度の高いビジョンを実現するために情報因果を組み立て、そのうえで圧倒的な知識や技術を用いて、物理空間において適切な事象のインプリメンテーションを行っています。

その結果、他の追随を許さない結果を得ることができているのです。

物理空間の成果は、すべてが情報因果の写像であり、必然なのです。

もちろん、彼らも悩んだり、迷ったり、失敗することはあります。瞑想によって情報空間における因果関係が見えていて、物理空間で何を実装すればいいのかがわかっていたとしても、できることとできないことがあるからです。第1章でもお話ししたように、物理空間では物理法則に反することはできません。物理的制約のなかで何ができて何ができないのか、どんなことを実装すれば情報因果の効果が最大化するのかなど、インプリメンテーションの選択で悩み、迷うことは誰にでもあります。

ただ、瞑想によって情報因果を正しくかつ自由自在に見ることができていれば、「何をすべきか？」という道筋ははっきりとしています。「Aができなければ Bをやろう」というように、物理空間の制約に合わせて臨機応変に情報因果を書き換えることができます。ですから、根本的なミスをすることはないですし、仮に間違ったとしても右往左往せずにすぐに軌道修正できるのです。

以上のように、情報空間において抽象度の高い明確なビジョンをもち、強い臨場感を覚えながら、情報因果を正しく見て自由自在にコントロールする人、なおかつ豊富な知識をもつ人が、情報空間から物理空間への実装にすぐれた人といえるでしょう。

そういった超瞑想力を備えた人こそが、世界や自分を思いのままに変えていくのです。

終章

この世は夢

「現実という夢」から目覚めよう

この世界に存在するすべての事象は、あなたの心が生み出している――この言葉は、本書のなかで繰り返しお話しした「空の世界観」を表しています。

自分や世界は、絶対不変の存在としてこの世にあるのではなく、一人ひとりの心がどんな関係性を選ぶかによってあり方を変えてゆきます。それゆえ、心をコントロールすることができれば、自分や世界を自由自在に変えることができます。

これが本書の核となるメッセージであり、そのための方法論として超瞑想法をお教えしてきました。

さて、この「すべては心が生み出している」という世界観は、別の言葉でいえば「あなたもこの世界もすべては夢」ということになります。

あなたも、あなたが愛する家族も、これまで成し遂げてきた仕事の数々も、ローンを組んで買った念願のマイホームも、家のなかにあるさまざまな家具も、生まれてから今日まで生きてきたかけがえのない時間も、これまで出会ってきた人々も、出会ったことのないそのほか大多数の人々も、すべてはあなたの心が生み出しているものであり、いうなれば「夢」です。

本書をここまで読んできたみなさんなら、この世のすべては夢だということを、きっと少しずつ理解しはじめているに違いありません。

あなたの心にこそ力がある

もう少しです。

あなたが、本当に夢から目覚めたとき、あなたは無限の力を手にします。

第3章で、映画「マトリックス」の主人公ネオが仮想現実の世界で救世主になれたのは、仮想現実は自分の脳と心が作った「夢」だということに気づき、夢から醒めた状態で再び仮想現実の世界に戻ったからだと言いました。

彼は自分の脳と心をコントロールすることで、仮想現実の世界でスーパーマンのような強さを手に入れることができたのです。

「マトリックス」の世界で起こったことは、私たちが暮らしているこの世界でも起きます。

あなたが、自らの意志で「現実という夢」に戻ってきたとき、あなたは強く、自由に生きることができます。

より高い抽象空間に飛翔して臨場感を強め、自分の心をコントロールし、自分や世界のあり方を一変させることができます。

この世界、この宇宙のすべてが、あなたの心が生み出したものであるならば、あなたの心の側を制御することで、自分や世界を自由自在に変えることができるようになるからです。

二一世紀はより抽象度の高い「愛」と「縁起」の物語を

もう一つ、この終章で伝えておきたいことがあります。

私たちが超瞑想を行うときに指針となるような最適な物語をもつ宗教が、現代にはないことです。二一世紀にはさらに抽象度の高い、指針となる物語が求められているのです。

お経や聖書が今でも通用する指針であることはたしかです。第3章でもそう解説しました。しかし、釈迦やキリストの物語は、一〇〇〇年以上前にその時代の人に向けて作られました。彼らの教えは時代を超越していますが、なかには現代では通用しないたとえ話もあるのです。

また、お経の教えを忘れて、私利私欲をむさぼるような仏教徒がいたり、聖書の教えである「愛」を重視するはずのキリスト教徒が戦争を起こすなど、教典をめぐる状況もおかしなことになっています。

宗教だけではありません。共産主義や資本主義などの社会システムも、人が生きるための物語をもっていました。

たとえば資本主義は、「一生懸命働いてお金を稼げば、個人は幸せになり、社会全体もよくなる」という物語をもち、人々はその物語に強い臨場感をもって、毎日アファメーションをしながら一生懸命に働いてきました。しかし、共産主義も資本主義も、現代ではどちらも破綻しています。

宗教もダメ、社会システムもダメ……私たちはより抽象度の高い瞑想をするための指針を失っています。今、人類に必要なのは、自分たちを高い抽象度へと導いてくれる新しい物語なのです。

一つのアイデアとしては、宗教という概念を超えた超宗教を作り、その教典をまとめる方法があります。具体的にいえば、**釈迦の教えとキリストの教えの両方を包摂するような、より抽象度の高い教えがあっていいと思うのです。**

突拍子もない考えに聞こえるかもしれませんが、両者の核となる教えは共通しています。実は、キリスト教の「愛」は、仏教の「縁起」と同じ思想なのです。

釈迦のメッセージは「縁起」です。この宇宙にアプリオリなものはない、すべては縁起によって成り立っている、ということです。

一方、キリストのメッセージは「愛」、しかも神からの一方的な愛、無償の愛であると私は考えます。愛が神から無条件に注がれるものであるならば、一般的にキリスト教で言われているような契約の概念は不要です。人は、良い行いをしたから愛されるのではなく、無条件に神から愛されるのです。こうした愛は、親が子供を愛するのとまったく同じです。親が子供を無条件に愛するように、神は人類を無条件に愛するのです。

こうしたキリストの愛の教えのすさまじいところは、神の無条件な愛によって契約の概念を否定することで、神そのものの存在も否定している点です。なぜなら契約の否定は、アプリオリ性の否定につながり、アプリオリ性の否定は絶対的な存在＝神の否定でもあるからです。

では、契約によって神から人への愛が生じるのでなければ、愛は一体どこから生じるのでしょう。

答えは一つ。

愛はもともと存在しているのです。
そして、その愛は何かといえば関係性です。
愛があるから、この世界はあるのです。

ここに至って、キリストが説いた「愛」は、釈迦の「縁起」とイコールになります。なぜなら、どちらも「物事は関係性によって生じる」と説いているからです。キリストの教えを一つ上の抽象度から眺めれば、縁起の思想に行きつくのです。

縁起の思想、さらには縁起を発展させた空の思想を、より臨場感をもってわかりやすく瞑想できるような物語をつくればいいのです。二一世紀の指針となるのは、きっと「愛」と「縁起」を包摂するような高い抽象度の物語になるはずです。

それでは、夢から醒めたみなさんに、このような抽象度の高い新しい物語を作っていただくことを期待して、そろそろ筆を擱《お》くこととします。

著者紹介

苫米地英人（とまべち　ひでと）

認知科学者（機能脳科学、計算言語学、認知心理学、分析哲学）。計算機科学者（計算機科学、離散数理、人工知能）。カーネギーメロン大学博士（Ph.D.）、同 CyLab 兼任フェロー、株式会社ドクター苫米地ワークス代表、コグニティブリサーチラボ株式会社CEO、角川春樹事務所顧問、米国公益法人 The Better World Foundation 日本代表、天台宗ハワイ別院国際部長、一般財団法人苫米地国際食糧支援機構代表理事。

1959年、東京生まれ。マサチューセッツ大学を経て上智大学外国語学部英語学科卒業後、三菱地所へ入社。２年間の勤務を経て、フルブライト留学生としてイエール大学大学院に留学、人工知能の父と呼ばれるロジャー・シャンクに学ぶ。同認知科学研究所、同人工知能研究所を経て、コンピュータ科学の分野で世界最高峰と呼ばれるカーネギーメロン大学大学院哲学科計算言語学研究科に転入。全米で４人目、日本人としては初の計算言語学の博士号を取得。帰国後、徳島大学助教授、ジャストシステム基礎研究所所長、同ピッツバーグ研究所取締役、通商産業省情報処理振興審議会専門委員などを歴任。オウム真理教事件では脱洗脳のエキスパートとして信者の脱洗脳や捜査に貢献し、注目を集める。また各国政府の依頼で、軍や政府関係者がテロリストらに洗脳されることを防ぐ訓練プログラムを開発・指導している。

著書に『騙す脳を作る』（徳間書店）、『夢がかなう脳！』（PHP研究所）、『脳の呪縛を解く方法』（KADOKAWA/ 中経出版）など。

■ドクター苫米地オフィシャルサイト「Club Tomabechi（クラブ苫米地）」会員募集中！

http://www.club-tomabechi.com/

■ドクター苫米地ブログ

http://www.tomabechi.jp/

■ Twitter

http://twitter.com/drtomabechi

■携帯公式サイト

http://dr-tomabechi.jp/

■イラスト　川村　易
■編集協力　谷山宏典
■プロデュース　株式会社ペダルファーブックス

この作品は2011年９月にＰＨＰエディターズ・グループより刊行された単行本を文庫化したものである。

ＰＨＰ文庫　思うままに夢がかなう
超瞑想法

2014年10月21日　第1版第1刷

著　者　苫米地英人
発行者　小林成彦
発行所　株式会社ＰＨＰ研究所
東京本部　〒102-8331　千代田区一番町21
文庫出版部　☎03-3239-6259（編集）
普及一部　☎03-3239-6233（販売）
京都本部　〒601-8411　京都市南区西九条北ノ内町11
PHP INTERFACE　http://www.php.co.jp/

組　版　株式会社PHPエディターズ・グループ
印刷所
製本所　図書印刷株式会社

ISBN978-4-569-76260-9